Winke für die Entnahme und Einsendung von Material zur bakteriologischen, serologischen und histologischen Untersuchung

Ein Hilfsbuch für die Praxis

von

Prosektor Dr. **Emmerich**
Vorstand des path. Instituts der
städt. Krankenanstalten in Kiel

Marine-Oberstabsarzt Dr. **Hage**
bisher Leiter der bakt. Untersuchungsstelle in Cuxhaven

Mit zwei Textabbildungen

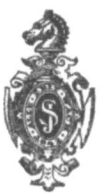

Berlin
Verlag von Julius Springer
1921

ISBN-13: 978-3-642-98705-2 e-ISBN-13: 978-3-642-99520-0
DOI: 10.1007/978-3-642-99520-0

Alle Rechte, insbesondere das der Übersetzung in fremde Sprachen, vorbehalten.

Copyright 1921 by Julius Springer in Berlin.

Vorwort.

Nach den großen Erfolgen der Bakteriologie am Ende des letzten Jahrhunderts hatte sich das Interesse der Ärzte dieser Fachwissenschaft in besonderem Maße zugewendet. Aus der Wertschätzung war eine Überschätzung geworden. Der Rückschlag konnte nicht ausbleiben und ist nicht ausgeblieben, es ist jetzt eine Unterschätzung eingetreten. Wie alle Extreme hatten auch diese keinen Anspruch auf Gültigkeit. Der Unterschätzung muß aber besonders entgegengetreten werden. Ihre Ursache beruht zum Teil mit auf der Unkenntnis dessen, was billigerweise von der Bakteriologie erwartet werden darf. Viele Ärzte sehen im bakteriologischen Laboratorium noch eine Alchemistenstube, in die man etwas Material hineinschickt und aus der zauberhaft ein wunderbares Ergebnis springt, andere schicken mit einer naiven Gleichgültigkeit ihr Material ein, beide Arten sind enttäuscht und mit Recht.

Die folgenden Winke sollen zeigen, wie Material zur Untersuchung nach bakteriologischen, serologischen und histologischen Methoden eingeschickt werden und wie es nicht gemacht werden soll. Die falschen Methoden sind nicht etwa Phantasiegebilde, sondern beruhen auf tatsächlichen langjährigen Erfahrungen. Das Büchlein will keinen Anspruch darauf machen, eine vollständige Übersicht über sämtliche Untersuchungsmethoden, wie sie in zahlreichen bakteriologischen, serologischen und histologischen Taschen- und Handbüchern niedergelegt sind, zu geben, sondern es soll im wesentlichsten das Material besprochen werden, mit dem der Praktiker sich fast täglich beschäftigen muß. Auch einzelne seltenere Krankheiten und das bei ihnen zweckmäßig zur Untersuchung in Betracht kommende Material sind erwähnt, während von Tropenkrankheiten nur diejenigen besprochen sind, die auch in Deutschland eine Rolle spielen können. Das Büchlein beabsichtigt nicht, andere größere diagnostische Hilfsbücher zu ersetzen, sondern es will in erster Linie dem Praktiker die Aufgabe erleichtern, Material von Krankheiten in zweckmäßiger Weise zur Untersuchung zu bringen, um so zur Klärung oder Bestätigung der Diagnose beizutragen. Die mitgeteilten Methoden berücksichtigen fast ausschließlich das Tätigkeitsfeld der Untersuchungsanstalten, während die vom Arzt selbst auszuführenden, vorwiegend chemischen Reaktionen nicht erwähnt sind. Letzten Endes verdankt das Büchlein seine Entstehung jahrelangen Erfahrungen im Laboratoriumsbetrieb, die gezeigt haben, daß durch unsachgemäße Einsendung des Materials und Unkenntnis der im Laboratorium gebräuchlichen Arbeitsmethoden brauchbare Ergebnisse nicht erzielt werden konnten. Manches Material verursacht nur erschwerte Arbeit, anderes hingegen ist völlig unbrauchbar, so daß neues Material eingefordert werden muß und dadurch für den Kranken oft kostbare Zeit verloren geht. Gegenseitiges Verständnis für die Art der Arbeit erleichtert das unumgänglich notwendige Zusammenarbeiten. Wenn das Material richtig eingeschickt wird, gewinnen beide Teile, der Arzt und der Untersucher, ersterer gewinnt sichere und verwertbare Ergebnisse, letzterer spart Zeit, vermeidet unnütze Arbeit und gewinnt Freude an seiner Tätigkeit. Gerade in der jetzigen Zeit, in der das deutsche Volk mehr als je zuvor von Seuchen bedroht ist, ist das Zusammenarbeiten des Arztes mit dem Laboratorium notwendiger als je, damit kein Hilfsmittel unbenutzt bleibt, der Ausbreitung von Seuchen Einhalt zu tun. Würden die Winke dieses Ziel erreichen, wäre ein Wunsch der Verfasser erfüllt.

Kiel, im Juli 1920.

Inhaltsangabe.

	Seite
Allgemeines	1
Spezieller Teil	7
Ausstriche	7
Blutausstriche	7
Ausstriche bei Eiter	11
Serumausstriche bei Syphilis	13
Pockenpustelinhalt	14
Blutuntersuchungen	15
Allgemeines	15
Blutkulturen	15
Blut zur Reaktion nach Wassermann	16
Blut zur Feststellung von Echinokokken	18
Blut zur Untersuchung auf Rotz	18
Blut zur Agglutination	18
Blut zur Bestimmung des opsonischen Index	20
Blut zur Reaktion nach Abderhalden	20
Blut zur Untersuchung auf Tuberkelbazillen	20
Blut zur Untersuchung auf Syphilisspirochäten	21
Blut zur Untersuchung auf Trichinen	21
Blut zur Untersuchung auf Filarien	21
Blutflecken	21
Ausstriche von Belägen und Sekreten des Mundes und Rachens	21
Ausstriche des Nasensekretes	22
Untersuchungen von Gehörgangssekreten	22
Abstrich des Augenbindehautsackes	22
Untersuchung von Auswurf	22
Untersuchung von Punktionsflüssigkeiten	23
Untersuchung von Eiter	26
Stuhluntersuchungen	27
Urinuntersuchungen	29
Untersuchungen bei Hautkrankheiten	30
Untersuchung auf Vorhandensein von lebensfähigen Spermatozoen und auf Spermaflecken	32

Emmrich-Hage, Winke.

Inhaltsangabe.

	Seite
Tollwut	32
Tierversuche	32
Bakteriologische Wasseruntersuchung	33
Bakteriologische Nahrungsmitteluntersuchung	34
Einsendung von Material zur histologischen Untersuchung	35
Bewertung der bakteriologischen und serologischen Untersuchungsergebnisse	37
Unmittelbare und mittelbare Folgen bakteriologischer und serologischer Untersuchungsergebnisse	39
Sachverzeichnis	41

Allgemeines.

Für die Entnahme von Untersuchungsmaterial bedarf der Arzt keines besonderen Instrumentariums, sterilisierbare größere Spritzen, ein Gummischlauch, Katheter, eine Platinöse usw. werden sich in seinem Besitz finden, über Objektträger wird im speziellen Teile näheres gesagt werden.

Zur Übersendung von Material sind Versandgefäße zu benutzen, die entweder von den Untersuchungsanstalten oder aus den Apotheken zu beziehen sind und zwar halten die verschiedenen Untersuchungsanstalten Versandgefäße je nach Art des zu untersuchenden Materials vorrätig:

1. Blutröhrchen (für Wassermann sowie für alle bakteriologischen Blutuntersuchungen verwendbar).
2. Tupferröhrchen (für Rachenausstriche, Eiter, ev. auch für bakteriologische Urinuntersuchungen zu gebrauchen).
3. Stuhlröhrchen.
4. Sputumgefäße (auch für kleine Organstückchen, Curettagen usw. zu verwenden und dann zweckmäßig, falls nicht auch eine bakteriologische Untersuchung gewünscht wird, mit einer Konservierungsflüssigkeit [70%igem Alkohol oder 10%igem Formalin, d. h. das käufliche konz. Formaldehyd, 40%ig, zehnfach verdünnt] gefüllt). (Hierbei scheint beachtenswert, daß die meisten hygienischen Untersuchungsämter histologische Untersuchungen nicht ausführen. Die in den Apotheken vorrätig gehaltenen Versandgefäße sind Eigentum der staatlichen oder städtischen bakteriologischen Untersuchungsanstalten und daher nur für Sendungen an diese zu benutzen.)

Z. B. werden in der Provinz Schleswig-Holstein in den Apotheken nach Angabe des Hygienischen Instituts in Kiel folgende Entnahmegefäße vorrätig gehalten:

1. Sputumröhrchen, gezeichnet Sput. zur Aufnahme des Auswurfes, aber auch anderer Absonderungen und Ausscheidungen, Körperflüssigkeiten, Organstückchen usw. Auch für Deckgläser oder Objektträger. Nicht für Blutproben.

2. Stuhlröhrchen [Faec.] ⎱
3. Urinröhrchen [Ur.] ⎰ zur Entnahme einer Stuhl- und Urinprobe: beide zusammen in einem Papierbeutel.
4. Tupferröhrchen [Tupf.] zum Abtupfen von diphtherieverdächtigen Teilen, Wundsekret, Schleim aus Nasen- und Rachenraum usw.
5. Blutröhrchen [Blt.] für Typhus- und Luesproben, auch wie 1. für kleinere Mengen von Se- und Exkreten, Eiter, Zerebrospinalflüssigkeit usw.

Für größere Organpräparate (Operationsresultate oder Leichenteile) sind dickwandige Gläser mit gut schließendem Korkstopfen (kein Glasstopfen) zu verwenden. Es empfiehlt sich, die Gläser außerdem noch mit einem undurchlässigen Stoff (Guttapercha, Billrothbatist, Pergamentpapier) zu verschließen, damit während des Transports keine Flüssigkeit herausfließen kann. Sollen die Organe bakteriologisch untersucht werden, so müssen sie selbstverständlich frisch, ohne Konservierungsflüssigkeit, zur Untersuchung kommen, für histologische Untersuchungen ist Einlegen in eine Konservierungsflüssigkeit (Formalin oder 70%iger Alkohol) dringend geboten, damit das Eintreten von Fäulnis verhindert wird. Werden Spezialuntersuchungen gewünscht, so muß dies beim Einlegen der Organe in Konservierungsflüssigkeiten unter Umständen berücksichtigt werden (näheres im speziellen Teil). Unzweckmäßig ist es, Streichholzschachteln, Pappschachteln, Zigarettenschachteln, ungereinigte Blechdosen mit mangelhaftem Verschluß und ähnliches zu verwenden. Die genauen Vorschriften über die Versendung infektiösen Materials sind durch Gesetz vom 21. Nov. 1917 festgelegt (abgedruckt Reichsgesetzblatt Jahrgang 1917, Nr. 208).

Reichsgesetzblatt Jahrg. 1917, Nr. 208.
Bekanntmachung betreffend Vorschriften über Krankheitserreger vom 21. November 1917.
Vorschriften über die Versendung von Krankheitserregern.
§ 9.

Die Versendung von lebenden Kulturen der Erreger der Cholera, der Pest oder des Rotzes oder von Material, das die Erreger der Maul- und Klauenseuche oder der Schweinepest enthält oder zu enthalten verdächtig ist — dieses nur insofern, als es nach seiner Beschaffenheit für eine solche Versendungsart in Betracht kommen kann (z. B. Bläscheninhalt, Serum) —, hat in zugeschmolzenen Glasröhren zu erfolgen, die, umgeben von einer weichen Hülle (Filtrierpapier und Watte oder Holzwolle), in einem durch übergreifenden Deckel gut verschlossenen Blechgefäße stehen; das letztere

Allgemeines.

ist seinerseits noch in einer Kiste mit Holzwolle oder Watte zu verpacken, es empfiehlt sich, nur frisch angelegte, noch nicht im Brutschrank gehaltene Aussaaten auf festem Nährboden zu versenden.

Die Sendungen müssen mit starkem Bindfaden umschnürt, versiegelt und mit der deutlich geschriebenen Adresse sowie mit dem Vermerke »Vorsicht« versehen werden. Zur Beförderung durch die Post sind die Sendungen als »dringendes Paket« aufzugeben; sie sind den Empfängern telegraphisch anzukündigen. Bei Sendungen an Anstalten ist nicht deren Leiter, sondern die Anstalt als Empfänger zu bezeichnen. Dasselbe gilt hinsichtlich der telegraphischen Ankündigung.

Der Empfänger hat dem Absender den Eingang der Sendung sofort mitzuteilen.

§ 10.

Die Versendung von lebenden Kulturen anderer als in § 9 bezeichneten Erreger von Krankheiten, welche auf Menschen übertragbar sind, oder von Tierkrankheiten, deren Anzeigepflicht, sei es auch nur für einen Teil des Reichsgebiets, eingeführt ist, hat in wasserdicht verschlossenen Glasröhren zu erfolgen. Diese Röhren sind entweder in angepaßten Hülsen oder, mit einer weichen Hülle (Holzwolle, Watte oder dergleichen) umgeben, derart in festen Kasten zu verpacken, daß sie unbeweglich liegen und nicht aneinanderstoßen. Die Sendungen müssen fest verschlossen und mit deutlicher Adresse sowie mit dem Vermerke »Vorsicht« versehen werden. Bei Sendungen an Anstalten ist nicht deren Leiter, sondern die Anstalt als Empfänger zu bezeichnen.

Der Empfänger hat dem Absender den Eingang der Sendung sofort mitzuteilen.

§ 11.

Sonstiges Material, welches lebende Erreger von Krankheiten, die auf den Menschen übertragbar sind, oder lebende Erreger von Tierkrankheiten, deren Anzeigepflicht, sei es auch nur für einen Teil des Reichsgebiets, eingeführt ist, enthält oder zu enthalten verdächtig erscheint, ist vor der Versendung unter Beobachtung der nachstehenden Vorschriften so zu verpacken, daß eine Verschleppung von Krankheitskeimen ausgeschlossen ist.

§ 12.

Größere Körperteile und kleinere Tierkadaver sind zunächst in ein mit einem geeigneten Desinfektionsmittel, am besten mit Sublimatlösung durchtränktes und dann gründlich ausgerungenes Tuch einzuhüllen. Sie sind alsdann mit einem undurchlässigen Stoffe (Pergamentpapier oder dgl.) zu umwickeln und fest zu verschnüren; saftreiche Gegenstände sind außerdem in Tücher einzuschlagen oder in Säcke zu verpacken. Die Gegenstände sind sodann in starke, undurchlässige, sicher verschlossene Behälter (Fässer, Kübel, Kisten) zu bringen und in Sägemehl, Kleie, Torfmull, Lohe, Häcksel, Heu, Holzwolle oder ähnlichen, Feuchtigkeit aufsaugenden Stoffen fest und so einzubetten, daß sie sich nicht verschieben können und ein Durchsickern von Flüssigkeit verhindert wird.

Für Köpfe tollwutverdächtiger Tiere ist als Desinfektionsmittel, mit dem die Tücher getränkt werden, ausschließlich Sublimatlösung zu verwenden. Die Versendung solcher Köpfe hat mit der Post als »dringendes Paket« zu geschehen.

Material, das Rotzerreger enthält oder zu enthalten verdächtig ist, muß zunächst unter Beachtung der im Abs. 1 gegebenen Vorschriften in einen dichten, sicher verschlossenen Behälter verpackt werden; dieser ist in eine starke, dichte Kiste zu bringen. Der Raum zwischen dem Behälter und der Kiste ist mit aufsaugenden Stoffen (Abs. 1) fest auszufüllen.

Werden menschliche oder tierische Körperteile mit der Eisenbahn versandt, so muß der Absender im Frachtbrief bescheinigen, daß Zweck und Verpackung der Sendung denjenigen Vorschriften, welche in der Anlage C der Eisenbahnverkehrsordnung »fäulnisfähige Stoffe« der in Rede stehenden Art ergangen sind, entsprechen. Die Beförderung solcher Gegenstände als Eilgut oder als beschleunigtes Eilgut ist nach den Eisenbahntarifen ausgeschlossen.

§ 13.

Zur Aufnahme kleinerer Gegenstände, welche lebende Erreger der Cholera, der Pest, des Rotzes, der Maul- und Klauenseuche oder der Schweinepest enthalten oder zu enthalten verdächtig sind, eignen sich am besten starkwandige Pulvergläser mit eingeschliffenem Glasstöpsel und weitem Halse, oder, falls sich diese nicht beschaffen lassen, Gläser mit glattem, zylindrischem Halse, die mit gut passenden, frisch ausgekochten Korken zu verschließen sind. Die Gläser müssen vor dem Gebrauch in reinem Wasser frisch ausgekocht und dann durch kräftiges Ausschwenken möglichst vom Wasser befreit sein; sie dürfen aber nicht mit einer Desinfektionsflüssigkeit ausgespült werden. Auch darf zu dem Untersuchungsmaterial Flüssigkeit irgendwelcher Art nicht hinzugesetzt werden. Die Gläser sind durch Überbinden der Öffnung oder des Stöpsels mit Schweinsblase oder Pergamentpapier zu verschließen. An jedem Glase ist ein Zettel fest anzukleben oder sicher anzubinden, der genaue Angaben über den Inhalt enthält. Deckgläschen werden in signierte Stückchen Fließpapier eingeschlagen und mit Watte fest in einem besonderen Schächtelchen verpackt.

Bei Cholera und Pest darf in eine Sendung in der Regel nur Untersuchungsmaterial von einem Kranken oder einer Leiche gepackt werden. Handelt es sich jedoch um gleichzeitige Übersendung zahlreicher Proben, insbesondere zu Massenuntersuchungen der Umgebung von Cholerakranken, so werden zweckmäßig nur 1—2 ccm der Ausleerungen entnommen, in die üblichen kleinen Glasgefäße gebracht und, wie unten angegeben, verpackt. Dabei ist durch eine entsprechende Kennzeichnung jedes einzelnen Gegenstandes dafür Sorge zu tragen, daß seine Herkunft leicht erkennbar ist (vgl. § 15).

Die Gefäße und Schächtelchen sind in einem widerstandsfähigen Behälter, am besten einer festen Kiste, unter Verwendung von Watte, Sägemehl, Holzwolle oder dergleichen (vgl. § 12 Abs. 1) so zu verpacken, daß sie unbeweglich liegen und nicht aneinanderstoßen. Zigarrenkisten, Pappschachteln und dergleichen dürfen nicht verwendet werden. Die Sendungen müssen mit starkem Bindfaden umschnürt und versiegelt sein.

Enthalten kleinere Gegenstände andere lebende Seuchenerreger oder erscheinen sie verdächtig, solche zu enthalten, so können sie in dicht schließenden Gefäßen aus Metall, Steingut oder Glas untergebracht werden. Metallgefäße sind durch einen übergreifenden Deckel, der am Rande mit einem Streifen Heftpflaster verklebt wird, Steingut- und Glasgefäße in der im Abs. 1 angegebenen Weise zu verschließen und zu verpacken.

Falls kleinere Gegenstände mit der Eisenbahn versandt werden, so finden die Bestimmungen des § 12 Abs. 4 Anwendung.

Allgemeines.

§ 14.

Cholera-, Pest-, Rotz- oder Maul- und Klauenseuche- oder Schweinepestmaterial darf nicht mit der Briefpost versandt werden. Dagegen darf in dieser Weise Material, welches lebende Erreger von anderen Krankheiten, die auf den Menschen übertragbar sind, oder von anderen Tierkrankheiten, deren Anzeigepflicht, sei es auch nur für einen Teil des Reichsgebiets, eingeführt ist, enthält oder verdächtig ist, solche Erreger zu enthalten, verschickt werden; dabei ist folgendermaßen zu verfahren:

Trockene Gegenstände, insbesondere mit Untersuchungsmaterial beschickte Deckgläschen, Objektträger, Fließpapier, Gipsstäbchen, Seidenfäden, Räudeborken usw., sind in mehrere Lagen Fließpapier einzuschlagen, alsdann in Pergamentpapier oder einen anderen undurchlässigen Stoff einzuwickeln und, umhüllt mit Watte, in feste Kästchen aus Holz, Blech oder dergleichen mit gut schließendem Deckel zu legen.

Feuchtes oder flüssiges Material (Auswurf, Erbrochenes, Stuhl, Harn, Eiter oder sonstiges Wundsekret, Punktionsflüssigkeit, Blut, Serum, Abstriche von der Rachenschleimhaut, abgeschnittene oder abgeschabte Gewebsteile usw.) ist in ein Gefäß aus hinreichend starkem Glase mit Korkstöpselverschluß zu bringen. Dieses Gefäß ist in einen Blechbehälter zu verpacken. Um aber das Glasgefäß vor Zertrümmerung zu schützen und etwa aus dem Glaßgefäß austretende Flüssigkeit aufzusaugen, ist sowohl auf dem Boden als auch in den Deckel des Blechbehälters eine Scheibe Asbestpappe oder eine hinreichend starke Schicht von Fließpapier, Watte oder dergleichen zu legen. Der Blechbehälter wird sodann in einen ausgehöhlten, durch einen Deckel verschließbaren Holzblock gebracht. Bei Versendung von Schutzpockenlymphe genügt es, wenn das Glasgefäß unmittelbar in den Holzblock oder in Kästchen von Holz, Blech oder dergleichen gelegt wird; jedoch ist dann die Aushöhlung des Blockes oder das Kästchen besonders sorgfältig mit einem weichen, aufsaugenden Stoffe auszupolstern. Die Kästchen oder Holzblöcke sind mit einem roten Zettel zu bekleben, der die Aufschrift »Vorsicht! Infektiöses Material!« enthält.

Die Holzblöcke oder Kästchen sind in den Briefumschlägen derartig unterzubringen, daß sie bei deren Abstempelung nicht beschädigt werden. Am besten geeignet sind an der Innenseite mit Stoffbezug versehene Briefumschläge aus festem Papier, die nur an der einen Schmalseite offen und etwa doppelt so lang wie die Behälter sind; sie werden nicht durch Zukleben, sondern zweckmäßig durch eine Metallklammer geschlossen. Die zum Abstempeln bestimmte Stelle wird am besten durch einen vorgezeichneten Kreis oder den Vermerk »Hier stempeln« gekennzeichnet.

Die Briefsendungen sollen nicht in den Briefkasten geworfen, sondern an den Postschaltern oder auf dem Lande dem Briefträger übergeben werden.

§ 15.

Jeder Sendung ist ein Begleitschein so beizulegen, daß er gegen Durchfeuchtung und Beschmutzung geschützt ist und bei der Öffnung des Behälters leicht in die Augen fällt. Dieser Schein hat genaue Angaben über den Inhalt unter Bezeichnung der Personen (Name, Geschlecht, Alter, Wohnort) oder der Tiere, von denen er stammt, zu enthalten. Außerdem sind bei Material von kranken Menschen oder Tieren anzugeben:
  die mutmaßliche Art der Erkrankung,
  der Tag des Beginns der Erkrankung,
  der Tag des Todes,

der Zeitpunkt der Entnahme des Materials,
der Name und der Wohnort des Arztes oder Tierarztes, der die Einsendung veranlaßt hat,
der Zweck der Einsendung.

Bei Untersuchungsmaterial ist auf dem Scheine auch die Stelle anzugeben, welcher das Ergebnis der Untersuchung mitgeteilt werden soll.

Enthält die Sendung Material von verschiedenen Menschen oder Tieren, so ist durch eine entsprechende Kennzeichnung jedes einzelnen Gegenstandes Sorge zu tragen, daß seine Herkunft leicht erkennbar ist.

§ 16.

Auf den Sendungen sind außer der deutlichen Adresse der Name und die Wohnung des Absenders anzugeben und der Vermerk »Vorsicht! Menschliche (Tierische) Untersuchungsstoffe!« anzubringen.

Bei Sendungen an Anstalten ist nicht deren Leiter, sondern die Anstalt als Empfänger zu bezeichnen. Dasselbe gilt hinsichtlich der telegraphischen Ankündigung (§ 17).

§ 17.

Postsendungen mit Material von Cholera, Pest oder Rotz oder mit Material, das lebende Erreger einer dieser Krankheiten zu enthalten verdächtig ist, sind als »dringendes Paket« aufzugeben und den Empfängern rechtzeitig telegraphisch anzukündigen.

Diese telegraphische Anzeige hat auch dann zu erfolgen, wenn der Versand von Rotzmaterial mit der Eisenbahn erfolgt.

Sowohl die einzelnen Gefäße sind mit einem fest aufgeklebten Zettel, auf dem Name, Art des Materials, Tag der Entnahme verzeichnet ist, zu versehen, als auch im Begleitschreiben die gleichen Angaben zu wiederholen, damit Verwechslungen, wie sie in einem Untersuchungsamt mit vielen täglichen Zusendungen sonst vorkommen könnten, vermieden werden. Bei histologischen Präparaten empfiehlt es sich, Zettel mit Bleistift (nicht Blaustift, da dieser Farbe abgibt) in die Gläser mit einzulegen. Sämtliche Untersuchungsanstalten halten vorgedruckte Begleitscheine vorrätig. Sollten Begleitscheine für den Einsender nicht zur Verfügung stehen, so erfolgt die Bezeichnung am besten nach folgendem Schema:

Angaben über die Herkunft des Untersuchungsmaterials
    Des Erkrankten:
Name: ....
Geschlecht: ....
Alter, Stand: ....
Wohnort: ....
Mutmaßliche Krankheit (oder Umgebungsuntersuchung, Bazillenträger): ....
Tag der Erkrankung (ev. Tag des Todes): ....
Tag und Stunde der Entnahme des Materials: ....

Kurze Angaben aus der Krankengeschichte (Ursache, bei Epidemien, ob Erkrankungen in der Umgebung, u. a.): ....
Sind von dieser Person schon Proben untersucht?
Nummer des Antwortscheines oder Einsendungstag ....
Angabe, wohin das Ergebnis der Untersuchung mitzuteilen ist ....
Des einsendenden Arztes
Wohnort .... Name ....

Spezieller Teil.
Ausstriche.
1. Blutausstriche.

Unzweckmäßig: Blut mit Platinöse ausstreichen, fettige unsaubere Gläser verwenden. Ausstriche auf Deckgläschen anzulegen, da diese leicht zerbrechlich und eine zu geringe Blutmenge zur Untersuchung kommt.

Zweckmäßig: Auf mehreren Objektträgern (da verschiedene Färbemethoden in Frage kommen und das eine oder andere Präparat beim Färben verunglücken kann) gleichmäßig dünne Ausstriche machen.

Zur Erzielung einwandfreier Ausstriche ist es durchaus notwendig, die Objektträger von Staub und Fett zu reinigen (von fettigen Gläsern springt die Blutschicht leicht ab). Man legt zu diesem Zweck die Gläser für einige Zeit in ein Gemisch von gleichen Teilen Alkohol und Äther. Vorteilhaft hält man eine Anzahl Objektträger in einem weithalsigen Standgefäß unter Alkohol-Äther vorrätig. Beim Gebrauch Herausnahme mit Pinzette (nicht mit Finger) und Abtrocknen mit reiner Leinwand oder Seidenpapier. Man kann auch einzelne entfettete Objektträger in Papier eingewickelt aufbewahren. Geschliffene Objektträger verwenden.

Das Blut zum Ausstrich wird gewonnen
   entweder aus der Rückseite des Nagelgliedes eines Fingers (Stich in Fingerbeere ist schmerzhafter, Haut hier auch häufig stark verhornt), der mit 70%igem Alkohol und Äther gereinigt und durch festes Umfassen an der Wurzel und Streichen gegen den Venenstrom oder durch Abbinden gestaut ist,
   oder aus dem Rande des ebenfalls gereinigten Ohrläppchens (noch weniger schmerzhaft), wobei man das Ohrläppchen

zwischen Daumen und Zeigefinger festhält (man kann sonst leicht das Ohrläppchen durchstechen und sich durch Stich in den eigenen Finger infizieren). Der Kranke hält Atem an und preßt zur Erzielung einer Stauung am Kopf.

Einstich mit Lanzette (Stich mit Nadel ist schmerzhafter) oder mit Stahlfeder, deren eine Spitze vorher abgebrochen ist, nach vorheriger Reinigung mit Alkohol und Äther (nicht ausglühen). Der hervorquellende Bluttropfen wird mit der hohen Kante eines wie oben angegeben gereinigten, geschliffenen Objektträgers abgestrichen, ohne daß dabei die Haut berührt wird. Die blutbeschickte Kante wird unter einem Winkel von etwa 45° auf einen zweiten, gut gereinigten (ev. noch in der Flamme abgesengten, aber erst wieder erkalteten) Objektträger, der horizontal in der linken Hand gehalten wird, so aufgesetzt, daß die blutbeschickte Kante nach rechts sieht. Der Bluttropfen breitet sich von selbst durch Adhäsion auf dem 2. Objektträger aus. Der 1. Objektträger wird nun weder zu schnell noch zu langsam ohne jeden Druck nach links geschoben, so daß die Blutkörperchen sich in einfacher Schicht ausbreiten. Ist der Bluttropfen an der Objektträgerkante zu dick, so setze man zweimal an verschiedenen Stellen auf den 2. Objektträger auf und streiche erst das zweite Mal aus.

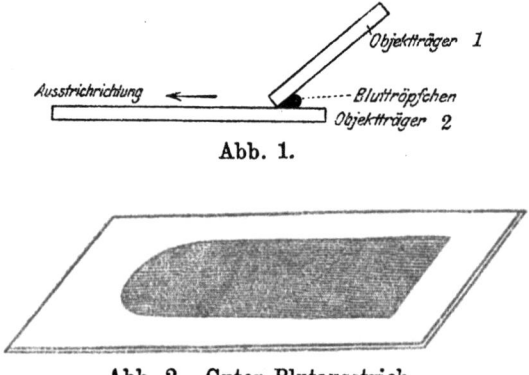

Abb. 1.

Abb. 2. Guter Blutausstrich.

Über die einmal ausgestrichene Schicht darf niemals ein zweites Mal gestrichen werden. Nur solche Ausstriche sind als gelungen zu betrachten, die eine zarte gleichmäßige Fläche und einen ziemlich gleichmäßig abgerundeten (nicht zackigen) Abschluß auf dem Objektträger zeigen. Ist der Ausstrich nicht beim ersten Male geglückt, lege man ihn als unbrauchbar beiseite und fertige statt seiner neue an. Der Ausstrich muß unmittelbar nach Hervorquellen des Bluttropfens angelegt werden, ehe Gerinnung eintritt, da sonst eine gleichmäßige Verteilung der einzelnen Blutelemente nicht möglich ist und die Leukozyten (häufig zusammengeballt) und Blutparasiten sich dann sämtlich in den Randpartien ansammeln, wodurch die Diagnose erschwert oder unmöglich wird.

Beim Anlegen mehrerer Ausstriche nicht wieder die einmal mit Blut benetzte Kante des Objektträgers verwenden und auch nicht wieder den Rest des Bluttropfens an der Einstichstelle benutzen, sondern durch kräftiges und schnelles Überwischen über die Einstichstelle mit sterilem Tupfer die Reste des alten Tropfens entfernen und einen neuen Tropfen zum Hervorquellen bringen (ev. neu einstechen).

Präparate lufttrocken werden lassen, nicht über der Flamme trocknen, in sauberes Schreibpapier (nicht Fließpapier, da sonst bei der späteren Färbung störende Fasern auf dem Präparat bleiben) packen, Aufschrift (Name, Tag, unter Umständen Uhrzeit), Vermerk lufttrocken, damit Untersucher weiß, daß er erst selbst fixieren muß. Fixierung am besten Untersucher überlassen, sonst Einlegen in Schälchen mit absolutem Methylalkohol 3—5 Minuten, oder absolutem Alkohol und Äther zu gleichen Teilen für 10—20 Minuten. Beim Versand durch die Post die Objektträger in eine feste Pappschachtel oder Holzkästchen legen und durch Papier den übrig bleibenden Raum ausfüllen. Keinesfalls im Briefumschlag allein verschicken, da Objektträger sonst fast immer zerbrochen ankommen.

Dicker Tropfen.

Unzweckmäßig: Zu dicke Tropfen zu verwenden, da diese sich schlecht färben oder nach der Eintrocknung Sprünge und Risse bekommen und sich bei der Färbung bis auf kleine unbrauchbare Randstellen ablösen.

Zweckmäßig: Auf einen gut gereinigten (und abgesengten) Objektträger 2, höchstens 3 dicke Tropfen Blut, jeder auf etwa Zehnpfennigstückgröße durch Verkanten des Objektträgers zum Auslaufen gebracht oder mit der Nadel verteilt.

In horizontaler Lage lufttrocken werden lassen (mehrere Stunden), es darf kein feuchter Glanz mehr zu erkennen sein, vor Staub und Fliegen schützen. Beim dicken Tropfen Fixierung unzulässig. Weiterbehandlung wie bei Blutausstrichen.

Malaria.

Unzweckmäßig: Blut in Röhrchen (Kapillaren und ähnlichen) einsenden.

Zweckmäßig: Mehrere Blutausstriche und dicke Tropfen einsenden. Beide Arten sind erforderlich: Ausstriche, um feinere Einzelheiten der Parasiten zu erkennen und das gesamte Blutbild diagnostisch zu verwerten, dicke Tropfen zum Auffinden auch spärlicher Parasiten.

Blutentnahme nicht nach vorhergegangener Chiningabe, da sonst ungeschlechtliche Formen (Schizonten) zerstört und die nicht durch Chinin beeinflußbaren Geschlechtsformen (Gameten) nur bei längerem Bestehen der Krankheit oder bei Rückfällen vorhanden sind.

Im Blutausstrich sind zu erwarten: Tertian- / Quartan- } Parasiten jederzeit während der Erkrankung, da der gesamte Entwicklungsgang sich im Blut abspielt, am besten aber beim Fieberanstieg.

Tropika-Parasiten nur zur Zeit des Fieberanstiegs, da ein Teil der Entwicklung (Reife) sich nicht im Blute, sondern den inneren Organen vollzieht.

Der Malariaübertragung verdächtige Mücken in Glasröhrchen (Blutröhrchen) einsenden, bei mehreren Exemplaren Seidenpapier zwischen die einzelnen Mücken, keine Watte. Fangort angeben.

Rekurrens.

Blutausstriche und dicke Tropfen einsenden. Tuschepräparate sind ebenfalls brauchbar (Technik s. unter Serumausstriche bei Syphilis). Bei Rekurrens kann Blut (nicht Serum allein) mit Tusche gemischt werden.

Scharlach.

Blutausstriche einsenden. Doehlesche Körperchen finden sich am ausgeprägtesten innerhalb der 1. Krankheitswoche, am besten vom 3. Tage ab.

Filarien.

Dicke Tropfen einsenden. Entnahme zu verschiedenen Tages- und Nachtzeiten (Mittag, Mitternacht), da einige Mikrofilarien sich nur bei Tage, andere nur nachts, wieder andere sowohl bei Tage als auch nachts im Blute befinden.

Blutausstriche zur Diagnose von besonderen Tropenkrankheiten (Trypanosomen bei Schlafkrankheit, Schistosomum haematobium bei Bilharzia u. a.) können auch in der gleichen Weise

Verwendung finden, doch soll auf sie, als den Rahmen dieser
Übersicht überschreitend, nicht näher eingegangen werden.

Eitererreger.

Blutausstriche einsenden. Bei Sepsis schon unter Umständen
in Blutausstrichen Streptokokken, Staphylokokken u. a. nachzuweisen, doch sind hier die Kulturmethoden vorzuziehen (weiteres
s. unter Blut).

Blutbild.

Blutausstriche einsenden. In diesem Falle Blut am besten
in den Morgenstunden entnehmen, solange der Kranke noch
nüchtern ist und die ev. durch die Nahrungsaufnahme verursach-
ten Verschiebungen im Blutbilde fortfallen. Zu vermeiden ist
bei der Anlegung der Blutausstriche zur Auszählung der einzelnen
Formen jedes Drücken und Kneten der Umgebung der Einstichstelle (da sonst Gewebsflüssigkeit mit austritt), nur der von selbst
aus der Stichwunde quellende Bluttropfen ist zu verwenden,
ev. ist ein 2. Einstich zu machen. Zur Feststellung der bei der
Blutkrankheit beteiligten Leukozytenform oder sekundärer Veränderungen des Blutbildes bei anderen Krankheiten (Asthma
bronchiale, Trichinose (s. auch unter Blut), bei Tänien, Botrio-
cephal. lat., Anchylost. duoden., Echinokokken (s. auch unter
Serum), u. a. und der ev. vorliegenden Veränderungen der roten
Blutkörperchen (Anämie, Bleivergiftung) gibt Blutbild wertvolle
Hinweise, doch ist hierbei fast regelmäßig eine genaue vollständige Blutuntersuchung (Hämoglobingehalt, Zahl der roten
und weißen Blutkörperchen) notwendig, die nur bei Anwesenheit
des Kranken vorgenommen werden kann. Das Blutbild gibt nur
relative Verschiebung der einzelnen Blutelemente oder zeigt
pathologische Formen an.

2. Ausstriche bei Eiter.

Unzweckmäßig: Ausstriche auf Deckgläschen anlegen und diese
auf Objektträger bringen, da die Deckgläschen festkleben und
entweder gar nicht wieder loszulösen sind oder beim Versuch
dazu zerbrechen. Deckgläschenpräparate geben auch zu kleine
Übersichtsflächen, es ist wichtig, viele Gesichtsfelder zu durch-
mustern. Auch nicht Ausstriche auf 2 Objektträgern anlegen
und diese mit den beschickten Seiten zusammenlegen, da sie
ebenfalls fest aufeinanderkleben.

Zweckmäßig: Mehrere Objektträger (da verschiedene Färbemethoden angewendet werden) gleichmäßig bestreichen, nicht
mit Platinöse, sondern besser mit Objektträgerkante, wenn mög-

lich von geschliffenen Objektträgern. Sollen auch Kulturen oder Vakzinen angelegt werden, muß auch Material in Röhrchen ev. auf Wattetampons bei wenig Material mitgeschickt werden (s. unter Kulturen).

Gonorrhöe.

a) Bei männlichen Patienten.

Unzweckmäßig: Vorhautsekret, da dieses massenhaft andere Bakterien enthält. Zu dicke Präparate.

Zweckmäßig: Orificium extern. mit in Kal. perm.-Lösung oder anderes mildes Desinfiziens getauchtem Tupfer reinigen (nicht mit trockener Watte), den auf leichten Druck von hinten nach vorn entleerten Eitertropfen mit ausgeglühter Platinnadel entnehmen, die hierbei nicht das Glied berührt, auf Objektträger bringen und mit Objektträgerkante gleichmäßig ausstreichen. Lufttrocknen. Bei Prostataerkrankungen: Sekret durch Druck (leichte Massage) vom After her auf die Prostata nach gründlicher Spülung der Harnröhre zur Entleerung bringen, Tropfen auf Objektträger auffangen, der hierbei nicht Orificium externum berühren darf. Ausstreichen wie oben, lufttrocknen.

b) Bei weiblichen Patienten.

Sekret von Cervix uteri und Harnröhrensekret einsenden, beide Arten Präparate genau nach Herkunft bezeichnen. Beim Vaginalsekret, das sonst nicht geeignet ist, weil eine Anzahl verschiedener Bakterien die Gonokokken verdeckt, möglichst Bartholinische Drüsen ausdrücken.

Im allgemeinen, besonders bei frischen Fällen genügen die Ausstriche zur Diagnosenstellung, in älteren Fällen sind mehrfach Präparate einzusenden, ev. nach vorheriger Reizung (Injektion in die Harnröhre, Arthigoninjektion), da durch solche Provokation Gonokokken mobilisiert werden. Im Zweifelsfalle ist auch Kulturverfahren notwendig (s. d.).

Abszeßeiter; Furunkelinhalt.

Ausstriche wie bei Gonorrhöe anlegen. Kultur wird meist notwendig sein (s. d.).

Wundeiter.

Durch Punktat gewonnener Eiter. Ausstriche wie bei Gonorrhöe anlegen. Kultur wird meist notwendig sein (s. d.).

Eiter bei Milzbrand, Pest, Aktinomykose. Material aus verdächtigen Drüsen, Karbunkeln und Schwellungen durch Punktion gewinnen und Ausstriche wie oben anlegen. Material zur Kultur in sterilen Röhrchen stets mit einschicken.

Ausstriche bei Ulcus molle-Geschwüren. Mit Punktionsnadel in die Tiefe des Geschwürs einstechen, ansaugen, Inhalt der Punktionsnadel auf Objektträger spritzen und gleichmäßig mit Objektträgerkante verteilen.
Punktionsmaterial zur Kultur einschicken, ev. vom Rande des Geschwürs kleine Gewebsstückchen ausschneiden und in sterilen mit physiologischer Kochsalzlösung getränkten Tupfer einschlagen, in Glasröhrchen einsenden.

3. Serumausstriche bei Syphilis.

Unzweckmäßig: Oberflächliche Abstriche von Geschwüren, da die Spirochaete pallida in der Tiefe sitzt und die auf der Oberfläche vorhandene nicht pathogene Spirochaete refringens und die Balanitisspirochäte die Diagnose erschwert.

Abstriche von Geschwüren, die mit antiseptischen Mitteln behandelt oder geätzt sind, weil dann die Syphilisspirochäten vernichtet sind.

Zweckmäßig: Falls Geschwüre stark verunreinigt, erst für mehrere Tage Umschläge mit physiologischer Kochsalzlösung und Waschung damit machen, dann Abstriche anlegen, die aus Reizserum bestehen. Reizserum wird gewonnen, wenn das Geschwür kräftig mit trockenem Tupfer oder Kante eines Objektträgers gerieben wird. Stärkere Blutung soll nicht auftreten (da zahlreiche Blutkörperchen im Präparat die feinen Spirochäten verdecken); falls es doch zur Blutung kommt, Geschwüroberfläche mit Tupfer kräftig komprimieren (Vorsicht vor Infektion, am besten Tupfer nicht mit Hand, sondern mit Pinzette halten). Gleich oder etwa eine Minute nach Reizung quillt klares, blutkörperchenfreies Serum aus der Tiefe auf die Oberfläche. Serum wird mit Kante eines gut gereinigten Objektträgers so abgenommen, daß Kante nur den Serumtropfen, nicht das Geschwür berührt, und nun nach Art des Blutausstriches (s. d.) auf mehrere reine, entfettete Objektträger gleichmäßig in dünnster Schicht ausgestrichen. Lufttrocknen. Auf gutem Präparat ist nach Trocknen kein Material zu sehen, nur geringer opalescierender Glanz beim Schräghalten des Objektträgers (Spiegelglanz).

Der Serumtropfen kann auch als Tropfen mit Platinöse auf Objektträger gebracht werden, daneben ein Tropfen zur Hälfte mit sterilem Aqua destillata verdünnter Tusche (Pelikantusche, diese muß gleichmäßig sein, nicht körnig, ist deshalb vor Frost zu schützen) oder Collargol. Serum und Tuscheverdünnung mit Objektträgerkante gleichmäßig verreiben und wie Blutausstrich in dünner Schicht (aber nicht zu dünn) ausstreichen, lufttrocknen.

Spirochätenhaltiges Material (Gewebssaft) kann auch durch Punktion gewonnen werden (Vorteil, da keine Verunreinigung von der Oberfläche, Spirochaete refringens und Balanitisspirochäte an den Genitalien, Mund- und Zahnspirochäten bei Primäraffekten im Munde). Punktieren des Geschwürsgrundes oder der regionären Drüsen.

Beim Geschwür: Punktion des Gewebsgrundes, am besten flach vom Geschwürsrande her oder Exzision eines Randteilchens des Geschwürs, von der Schnittfläche reine Gewebsflüssigkeit zum Ausstrich (wie oben) nehmen.

Bei regionären Drüsen; (Drüsenpunktion nach Hoffmann) 5—10 ccm fassende Rekordspritze nebst gut passender, nicht zu enger Kanüle. Entkeimen der Spritze in 70%igem Alkohol und Durchspritzen mit Äther. Rasieren. Desinfektion der Haut. Aufhebung einer Hautfalte, Durchstechen, in die zwischen Daumen und Zeigefinger fixierte, leicht angehobene Drüse in deren Längsrichtung eingehen, möglichst an der konvexen Oberfläche halten. Kräftige Aspiration, Verschiebung der Kanüle nach verschiedenen Stellen der Drüse. Erhaltenen Drüsensaft (kenntlich an der milchigen Trübung [Lymphozytengehalt]) ausspritzen auf Objektträger und wie Blutausstrich ausstreichen. Punktion ungefährlich bei flachem Einstechen und leichtem Anheben der fixierten Drüse; auch bei Submaxillardrüsen bei starker Anschwellung und nicht zu tiefer Lage unbedenklich.

Nachweis der Spirochaete pallida bei geeigneter Entnahme des Materials fast stets zu erwarten (ev. an mehreren Tagen und mehrfache Präparate einsenden), besonders in den ersten Wochen nach der Infektion (also vor dem Auftreten der Wassermannreaktion), Spirochäten sind schon von der 2. Woche post infectionem an nachweisbar, und zwar schon zu einer Zeit, wo noch keine ausgesprochene Ulzeration vorhanden ist, sondern erst beginnende Erosion. Auch im Papelsaft ist die Spirochäte pallida mikroskopisch nachweisbar.

4. Pockenpustelinhalt zur Untersuchung nach Paul.
(Impfung auf Kaninchenhornhaut.)

Durch Eröffnung einer Pustel mit steriler Lanzette und Abstreichen des Inhalts. Pockenpustelinhalt kann als Untersuchungsmaterial, auf Objektträgern in dicker Schicht angetrocknet, eingesandt werden, da er auch angetrocknet seine Virulenz bewahrt und selbst einen längeren Transport verträgt.

Blutuntersuchungen.
Allgemeines.

Nicht zu wenig Blut einschicken, Reagenzglas halb füllen. Bei der Entnahme spielen wenige Kubikzentimeter keine Rolle, dem Untersucher wird die Arbeit erheblich erleichtert. Am zweckmäßigsten Blut nach vorheriger Reinigung der Einstichstelle mit Äther und Alkohol aus Vene in der Ellenbeuge entnehmen (mit steriler Straußscher oder Ploegerscher Kanüle). Kanüle nicht zu dünn wählen, da sie sonst sich leicht verstopft, und nicht zu spitz anschleifen, da sonst Vene leicht ganz durchstochen wird und Hämatom entsteht. Stauung im Arm hervorrufen durch manuelle Kompression (durch Assistenten) oder durch fest um den Oberarm gelegtes Handtuch oder Gummibinde. In der Richtung des Venenstromes einstechen.

Erste Tropfen ablaufen lassen (bei der sonst zweckmäßigen Ploegerschen Nadel aber nicht möglich), dann Kanüle ins Reagenzglas halten, Verschmutzung des Glasrandes mit Blut vermeiden, mit Rand des Reagenzglases nicht den Arm des Kranken berühren.

Schröpfkopf und Bierschen Sauger nur im Notfall anwenden, da auf diese Weise keine absolute Sterilität erzielt wird und solches Blut für bakteriologische Zwecke (Kultur) unbrauchbar. Für die Serumreaktionen ist absolute Sterilität nicht Bedingung, aber trotzdem erwünscht, besonders wenn ein längerer Transport notwendig ist.

Blut in schräger Stellung des Röhrchens gerinnen lassen, da sich Serum so besser absetzt (Oberflächenvergrößerung).

Blutkulturen.

1. Auf *Streptokokken und Staphylokokken, Pneumokokken, Rotzbazillen, Pestbazillen, Colibazillen, Choleravibrionen, Micrococcus tetragenus, Pyocyaneus, Faecalis alcaligenes, Anaerobier, Gonokokken (nur bei Gonokokkensepsis), Milzbrandbazillen (nur bei Allgemeininfektion)*: Blut einsenden. Für Kulturzwecke kann das Blut zur Herabsetzung der keimtötenden Kraft des Blutes mit steriler physiologischer (0,85%iger) Kochsalzlösung verdünnt werden.

Für mit bakteriologischen Arbeiten Geübte: Blut in (von den Untersuchungsanstalten angeforderte) Agarröhrchen laufen lassen (2 ccm Blut auf ein Röhrchen im allgemeinen). Agarröhrchen vorher verflüssigen, auf 45° erkalten lassen. Mischen durch Rollen in der Hand. Agarröhrchen am oberen Rand abglühen. Platten gießen. In jede Platte den Inhalt eines Röhrchens.

Platten durch Plastin oder Heftpflaster ringsum schließen. (Soll anaerobe Züchtung vorgenommen werden, ist dies stets ausdrücklich zu vermerken.)

2. Auf *Typhusbazillen, Paratyphus A und B-Bazillen:* Blut einsenden.

Für Geübte: Gallebouillonröhrchen einfordern. Etwa 5 bis 6 ccm Blut in jedes Röhrchen laufen lassen. Galle verhindert Gerinnung, hebt baktericide Kraft des Blutes auf.

Blut muß eingeschickt werden, solange hohes Fieber besteht. Typhusbazillen sind im Blut in der 1.—2. Krankheitswoche fast in 100% der Fälle nachzuweisen, in späteren Wochen weniger. Auch bei Typhusrückfällen finden sich die Bazillen im Blut.

Deshalb bei Typhusverdacht als erste Untersuchung die des Blutes auf Bazillen vornehmen lassen (s. a. unter Agglutination). Bei Paratyphus A und B, bei letzterem nur dann, wenn er klinisch wie Typhus verläuft, auch Blut einschicken wie bei Typhus.

Ruhrbazillen finden sich nicht im Blut. Leprabazillen können nicht aus dem Blut gezüchtet werden.

Blut zur Reaktion nach Wassermann.

Auf Grund der Bekanntmachung des Reichskanzlers betreffend Vorschriften über Krankheitserreger vom 21. November 1917 (Reichsgesetzblatt S. 1069) über die Ausführung der sogenannten Wassermannschen Reaktion ist die Ausführung dieser Reaktion an gewisse Bedingungen geknüpft. Die technische Ausführung ist:

1. Nichtärzten grundsätzlich versagt,
2. Ärzten nur dann gestattet, wenn sie nachweislich die erforderliche Ausbildung für diese Tätigkeit besitzen und sich verpflichten, bei Ausführung der Reaktion die vom Ministerium des Inneren ihnen zu eröffnende Anleitung (Min.-Erlaß vom 24. August 1920 in dem gewisse Einzelheiten festgelegt sind) zu befolgen, nur staatlich geprüfte Extrakte und Ambozeptoren zu verwenden und nur solches Unterpersonal zu beschäftigen, das nach der vorgenommenen Prüfung als ausreichend befähigt für die Hilfeleistung bei der Ausführung der Wassermannschen Reaktion zu betrachten ist,

Vom 1. Januar 1921 dürfen Blutproben zur Anstellung der Wassermannschen Reaktion nach einer Verfügung des Reichsministeriums des Innern vom 13. Juli 1920 nur noch Anstalten und Ärzten, die eine besondere staatliche Genehmigung haben, zugesandt werden.

Es müssen mindestens 5 ccm Blut (besser sind 6—10 ccm) eingesandt werden. Vorsicht bei der Blutentnahme, das Blut frisch luetisch Infizierter ist infektiös!

Das Blut muß in den Morgenstunden entnommen werden, solange der Kranke noch nüchtern ist, da es sonst mehr oder weniger chylös ist (unter Umständen beim Inaktivieren [Erwärmen auf 56°] erstarrt). Stark hämolytisches Serum ist unbrauchbar, dagegen ist das durch Gallenfarbstoff gelb gefärbte Serum bei Ikterus im allgemeinen für die Reaktion brauchbar. Auch für die Wassermannsche Reaktion sind saubere, sterile Reagenzgläser (besonders bei längerem Transport) notwendig. bakteriell verunreinigtes Blut ist unbrauchbar.

Nicht Blut für die Reaktion durch dieselbe Kanüle und im Anschluß an eine Salvarsaninjektion laufen lassen, da sonst zuweilen unspezifische Hemmungen auftreten. Wenn Blutentnahme und Injektion am gleichen Tage gemacht werden, Blutprobe vor der Injektion entnehmen.

Werden Blutproben von mehreren Kranken eingeschickt, auf genaue Bezeichnung der einzelnen Röhrchen achten (Zettel ankleben, mit Bleistift beschreiben), damit verhängnisvolle Verwechslungen bei dieser wichtigen Probe ausgeschlossen sind.

Die Reaktion nach Wassermann ist im allgemeinen erst von der 5.—6. Woche nach der Infektion an positiv (daher zuerst immer Serumausstriche zum Nachweis der Spirochäten einsenden, s. d.). Blut soll im allgemeinen erst von der 4.—5. Krankheitswoche an eingeschickt werden.

Ein einmaliger negativer Ausfall der Reaktion beweist noch nicht mit absoluter Sicherheit das Nichtvorhandensein einer luetischen Infektion, daher bei klinischem Verdacht mehrfach Blutproben einsenden. Nur positive Resultate sind zu verwerten für die Diagnose Syphilis, dagegen auch sie nicht für die syphilitische Natur einer vorhandenen Erkrankung.

Die Wassermannsche Reaktion kann außer bei Syphilis positiv sein bei Scharlach, Malaria, einzelnen Tropenkrankheiten und selten Fleckfieber.

Nach der oben erwähnten »Anleitung« ist der Ausfall der Reaktion in den einzelnen Röhrchen in den Befundniederschriften überall gleichmäßig in folgender Weise zu verzeichnen:

+ + + + bedeutet: Blutkörperchen ungelöst, darüberstehende Flüssigkeit farblos.

+ + + bedeutet: Blutkörperchen fast ungelöst, darüberstehende Flüssigkeit schwach rosa gefärbt.

+ + bedeutet: zu etwa $1/2$ gelöst: sogenannte »Große Kuppe«.

± bedeutet: zu $3/4$ oder mehr gelöst: sogenannte »Kleine Kuppe«.

— bedeutet: völlig gelöst: klare, lackfarbenrote Flüssigkeit.

Das Ergebnis ist als »positiv«, »verdächtig« oder »negativ« zu bezeichnen. Bei dem Ergebnis »verdächtig« empfiehlt es sich die Einsendung einer neuen Blutprobe nach etwa 14 Tagen zu veranlassen.

Die Beurteilung der mit Blutserum angestellten Wassermannschen Reaktion hat in folgender Weise zu erfolgen:

Das Serum ist als »positiv« zu bezeichnen, wenn bei der Mehrzahl der verwendeten Extrakte (also bei der Verwendung von 3 Extrakten bei 2 Extrakten, bei der Verwendung von 5 Extrakten bei 3 Extrakten völlige oder fast völlige Hemmung der Hämolyse festzustellen war (+ + + + oder + + +). Ist nur bei der Minderheit der verwendeten Extrakte völlige Hemmung festzustellen, oder ist bei allen bzw. der Mehrzahl der Extrakte eine Kuppe (+ + oder ±) vorhanden, so ist das Serum als »verdächtig« zu bezeichnen. Ergibt sich aus der Anamnese früher festgestellte Lues, so ist das Ergebnis nach der positiven Seite zu deuten.

In den meisten Untersuchungsstellen wird die Wassermannsche Reaktion nicht täglich ausgeführt, daher vorher den Tag erfragen und dann einen Tag vorher einsenden. Auf diese Weise steht die Blutprobe nicht zu lange (Serum darf nicht zu lange auf dem Blutkuchen stehen) und der Untersucher hat Zeit für die Vorbehandlung des Serums (Inaktivierung).

Neben der eigentlichen Wassermannschen Reaktion sind eine Reihe von Modifikationen und Ersatzmethoden angegeben (Sachs-Georgi, Meinicke u. a.), die zum Teil auch in Untersuchungsstellen Eingang gefunden haben. Das Blut wird für sie nach den gleichen Gesichtspunkten wie für die Wassermannsche Reaktion eingeschickt.

Blut zur Feststellung von Echinokokkenerkrankung, Rotz:
(Komplementablenkung mit spezifischem Antigen).
Blut einsenden wie für die Wassermannsche Reaktion.

Blut zur Feststellung von Milzbrand:
(Thermopräzipitation nach Ascoli).
Blut einsenden wie für die Wassermannsche Reaktion.

Blut zur Agglutination (Widal).

Auf *Typhus, Paratyphus A* und *B, Ruhr* (bakterielle Ruhr), *Cholera, Fleckfieber* (Weil Felixsche Agglutination), *Rotz:* Blut einsenden, 2—3 ccm genügen. Blut in Kapillaren einzusenden ist nicht zweckmäßig, da Reaktionen mit kleinsten Mengen Serum zu unsicher und zu zeitraubend für vielbeschäftigte Untersucher. Nicht zu wenig Blut einzuschicken ist auch deshalb ratsam, da Blutkuchen noch zur Kultur verwandt werden kann (s. d.).

Beim Einsenden vermerken, ob Kranker und, wenn ja, wann zuletzt gegen eine der genannten Krankheiten geimpft ist oder ob er sie bereits früher überstanden hat. Positive Resultate sind nicht in den ersten Krankheitstagen zu erwarten, da sich Immunkörper erst im Körper bilden müssen. Es ist also wichtig, Blut zur Agglutination zur richtigen Zeit einzuschicken und sich nicht mit einmaliger Probe zu begnügen, wenn diese negativ ist.

Bei Typhus tritt die positive Agglutination gewöhnlich erst in der 2. Krankheitswoche auf (daher in der 1. Woche Blut zur Kultur einsenden, s. d.). Die höchsten Werte der Agglutination treten gegen Ende der Krankheit auf, dann fällt der Titer wieder ab. Es kann aber monate- bis jahrelang nach der Erkrankung eine positive Agglutination auftreten, die auch durch unspezifische fieberhafte Erkrankungen vorübergehend wieder gesteigert werden kann.

Auch bei Bazillenträgern sind oft Agglutinine im Blut nachweisbar, doch muß natürlich hierbei die bakteriologische Stuhl-, bezw. Urinuntersuchung mit herangezogen werden.

In ganz seltenen Fällen ist bei klinisch und bakteriologisch sicheren Typhusfällen überhaupt kein positiver Ausfall der Agglutination festzustellen oder tritt erst in der Rekonvaleszenz auf.

Für Paratyphus A und B gilt das für Typhus gesagte.

Bei Ruhr ist vor Ablauf der 1. Krankheitswoche keine positive Agglutination zu erwarten.

Bei Cholera ist die Agglutinationsprobe bei akuter Erkrankung nicht von Bedeutung, da die Züchtung der Vibrionen aus dem Stuhl sicher gelingt und die Diagnose sichert. Besonders wichtig ist sie aber zur Feststellung abgelaufener und nicht erkannter Fälle (Umgebungsuntersuchung).

Bei Fleckfieber findet sich regelmäßig eine Agglutination mit manchen Proteusstämmen, namentlich mit dem Weil-Felixschen Proteusbazillus X 19; die Proteusstämme sind nicht als Erreger des Fleckfiebers anzusehen, trotzdem ist die Agglutination für die Diagnose völlig zuverlässig. Das Auftreten der Agglutinine ist erst am Ende der 1. oder am Anfang der 2. Woche zu erwarten. Die höchsten Werte finden sich zwischen 9.—16. Krankheitstag (Frühdiagnose s. auch unter Haut). Nur mehrmalige ansteigende positive Agglutination ist beweisend für Fleckfieber.

Bei Erkrankung an Rotz ist nicht vor Ablauf der 1. Woche mit einem positiven Ausfall der Agglutination zu rechnen, es kann sogar erst nach 2—3 Wochen zur Bildung von Agglutininen kommen. Die schwierige Untersuchung auf diese seltene Krankheit wird im allgemeinen nur in Spezialinstituten ausgeführt.

Soll die Agglutinationsprobe auf andere im Blute gefundene Krankheitserreger angestellt werden zur Beantwortung der Frage, ob sie ätiologisch für die vorliegende Erkrankung in Frage kommen, sind Blutproben nach den gleichen Gesichtspunkten einzusenden. Lepra läßt sich serologisch nicht nachweisen.

Blut zur Bestimmung des opsonischen Index:

Es sind nur kleine Mengen Blut nötig, die aus dem Nagelglied genommen werden können. Austretende Bluttropfen können auch mit dem gekrümmten Ende eines gebogenen Glasröhrchens, dessen beide kapillar ausgezogene Enden beiderseits abgebrochen sind, aufgesogen werden. Zuerst wird an kleiner Flamme das gerade Ende zugeschmolzen, nachdem sich das Blut vom gekrümmten Ende zurückgezogen hat (nach 1—2 Minuten), wird auch dieses zugeschmolzen. Röhrchen einschicken.

Blut zur Anstellung der Reaktion nach Abderhalden
(*vorwiegend zur Feststellung von Schwangerschaft, Geisteskrankheit*):
Blut einsenden wie bei Syphilis.

Reagenzröhrchen müssen vorgewärmt sein (auf 37°), damit sich im Glase während des Blutauffangens kein Kondenswasser bildet, das Blutkörperchen auflöst. Hämolytisches Serum ist unbrauchbar.

Es ist darauf zu achten, daß die Röhrchen nicht zu stark beim Transport geschüttelt werden. Ablösen des Blutkuchens mit Platinöse nicht vornehmen (Serum spontan absetzen lassen), schon wenige hierdurch zerstörte Blutkörperchen können Reaktion stören.

Blut zur Untersuchung auf Tuberkelbazillen:

Etwa 20 ccm Blut in der doppelten Menge 5%iger Essigsäure oder der gleichen Menge 2%iger Zitronensäure in einem Kolben auffangen und gut gemischt einsenden. Zu starkes Schütteln ist nicht erlaubt, da Tuberkelbazillen sonst in den sich dann bildenden Schaum gehen. Blut gerinnt auf diese Weise nicht, rote Blutkörperchen werden aufgelöst. Absolute Sterilität nicht erforderlich, da spätere Behandlung mit dem alle Bakterien außer Tuberkelbazillen abtötenden Antiformin erfolgt. Resultate sind nicht absolut zuverlässig.

Blut zur Untersuchung auf Syphilisspirochäten:
spielt praktisch keine Rolle.

Blut zur Untersuchung auf Trichinen:
Einige Kubikzentimeter Blut mit einer größeren Menge 3%iger Essigsäure gemischt zur Verhinderung der Gerinnung und zur Auflösung der roten Blutkörperchen. In gut verschlossener Flasche einsenden.

Blutentnahme am zweckmäßigsten zwischen dem 15.—23. Tage nach der Infektion, da dann die jungen Trichinen auf ihrer Wanderung sich in der Blutbahn finden.

Blut zur Untersuchung auf Filarien:
Blut in mehreren, an beiden Enden an kleiner Gasflamme zugeschmolzenen (oder mit Paraffin verschlossenen) Kapillaren einschicken. Filarien finden sich im Serum.

Blutflecken zur Unterscheidung auf Menschen oder Tierblut (Präzipitine, Hämolysine. Hämagglutinine).

An Zeug, Holz, Glas, Instrumenten usw. angetrocknetes Blut wird entweder mitsamt dem Gegenstand, an dem es haftet, eingeschickt oder mit Messer abgeschabt und in Glasröhrchen gebracht. Erlaubt ist es auch Blutflecke mit physiologischer Kochsalzlösung (0,85%ig) aufzulösen und die Lösung einzuschicken.

Ausstriche von Belägen und Sekreten des Mundes und Rachens.

In Betracht kommen: *Diphtheriebazillen, Staphylo-, Strepto-, Pneumokokken, Influenzabazillen, Diplobazillus Friedländer, Tuberkelbazillen, Soorpilz, fusiforme Bazillen und Spirochäten, Meningokokken, Typhus.* Entnahme des Materials mit Wattebäuschchen, das fest (damit es nicht abgleitet) und genügend dick (damit keine Verletzungen bei der Entnahme entstehen) um das geriefelte Ende eines Zinkdrahtes (nicht Kupferdrahtes, da Kupfer keimtötend) gewickelt ist. Das andere Ende des Drahtes steckt in einem Korken, der zugleich als Verschluß eines dickwandigen Reagenzglases dient. Reagensglas und armierter Kork müssen steril sein (am besten Trockenschrank $^1/_2$ Std. 160°).

Bei Entnahme für gutes Licht sorgen (Stirnreflektor, elektrische Taschenlampe).

Mit Wattebausch kräftig über verdächtigen Belag fahren, sofortiges Einstecken in Reagenzröhrchen. Stärkere Speichel- oder Schleimbeimengung vermeiden.

Nicht Material entnehmen, wenn Kranker kurz zuvor mit Antiseptikum gegurgelt hat oder mit solchem gepinselt ist. Unter Umständen Stücke von Pseudomembran exzidieren oder abreißen mit Pinzette, da an der nekrotischen fibrinösen Oberfläche oft keine Bazillen, sondern am Übergang zur Unterlage.

Besondere Ausstriche auf Objektträger unnötig, da Material bei gut schließendem Kork nicht eintrocknet und Ausstriche nach Anlage der Kulturen angefertigt werden können.

Ausstriche des Nasensekretes.

In Betracht kommen: *Diphtheriebazillen, Influenzabazillen, Tuberkelbazillen, Rotzbazillen, Leprabazillen.* Das Nasensekret wird unter Zuhilfenahme des Nasenspiegels mit steriler Platinöse entnommen und auf Objektträgern ausgestrichen.

Sollen Kulturen angelegt werden, wird Sekret mit Tupfer wie bei Rachenabstrich entnommen.

Untersuchungen von Gehörgangssekreten.

In Frage kommen: *Bei Entzündungen des äußeren Gehörganges und des Mittelohres: Staphylokokken, Streptokokken, Pneumokokken, Pyozyaneus, selten Mykosen.* Material am besten in Tupferröhrchen (wie beim Rachenabstrich) einschicken. Bei Mittelohrerkrankung Material am besten frisch bei der Operation entnehmen.

Abstrich des Augenbindehautsackes.

Abstriche mit Platinöse (Vorsicht vor Verletzungen) machen, da häufig nur wenig Material, dieses in der Mitte des Objektträgers ausstreichen. Kulturen wohl immer nötig, dann Abstrich mit Tupfer wie bei Rachenabstrich.

Auswurf.

Unzweckmäßig: In Ermangelung von Sputumgläsern anderweitig benutzte (durch irgendwelche Chemikalien verunreinigte) Gefäße für das zu untersuchende Sputum zu verwenden. Keinen Rachenschleim einsenden, wie er durch Räuspern hervorgebracht wird, sondern wirklichen Auswurf, der durch Hustenstöße entleert wird. Unter Umständen Mundhöhle durch Ausspülen mit frisch abgekochtem Wasser reinigen.

Zweckmäßig: Man nehme zum Versand die in Apotheken und Untersuchungsämtern vorrätigen Sputumgläser oder, falls solche nicht zu erhalten sind, steril gemachte weithalsige, mit einem Kork verschlossene Gläser, in welche man das möglichst frisch ausgehustete Sputum bringt. Falls bakteriologische Untersuchung gewünscht wird, keinerlei Zusatz einer Desinfektions- oder Konservierungsflüssigkeit.

Tuberkulose. Zur Untersuchung des Sputums auf Tuberkelbazillen empfiehlt es sich, das früh morgens nach dem Erwachen von dem Patienten ausgehustete Sputum zu verwenden. Das Sputum frisch zum Versand bringen. Erlaubt ist Zusatz von Antiformin 20%, da dieses die Tuberkelbazillen nicht angreift, alle übrigen Bakterien und organischen Bestandteile aber zerstört.

Pneumonie, Grippe. Zum Nachweis der Infektionserreger wird gleichfalls frisches Sputum ohne irgendwelchen Zusatz verwendet. Besonders bei Grippe ganz frisches Material erforderlich (ev. durch Boten schicken).

Keuchhustenbazillen finden sich lediglich im Sputum und zwar während des Stad. catarrhale und in den ersten Tagen des Stad. convulsiv, später nicht mehr.

Milzbrand, Pest, Aktinomykose s. oben. Berücksichtigung der für den Versand hochinfektiösen Materials erlassenen postalischen Vorschriften.

Asthmasputum. Charkot-Leydensche Kristalle und Curschmannsche Spiralen lassen sich besser in frischem Sputum nachweisen, auch zur Färbung auf eosinophile Zellen empfiehlt es sich, das Sputum möglichst frisch zu untersuchen.

Aspergillosis der Lungen. Frisches Sputum.

Untersuchung auf elastische Fasern bei Lungenabszeß und ulzerierender Tuberkulose. Frisches Sputum einsenden.

Lungentumoren. Zum histologischen Nachweis der bei zerfallenden Tumoren im Sputum befindlichen Geschwulstpartikelchen versetzt man am zweckmäßigsten das meist hämorrhagisch verfärbte Sputum mit 4%igem Formalin in solcher Menge, daß das Sputum davon bedeckt ist.

Nachweis von Herzfehlerzellen. Frisches Sputum.

Punktionsflüssigkeiten.

Allgemeines: Die Punktionen sollen nicht nur steril vorgenommen werden, sondern das gewonnene Material soll auch möglichst sofort, am besten direkt von der Spritze aus, in sterile Röhrchen gebracht und so zur Untersuchung geschickt werden. Für alle bakteriologischen Untersuchungen ist dies unbedingt notwendig, aber auch für zytologische und serologische Untersuchungen ist die Vermeidung von Verunreinigungen dringend erwünscht. Prüfung des Eiweißgehaltes und spezifischen Gewichtes wird im allgemeinen in Untersuchungsämtern nicht vorgenommen, zumal hierfür für gewöhnlich keine genügend große Menge von Material zur Verfügung steht. Besteht Verdacht auf Tumorbildung und sollen außerdem andersartige Untersuchungen der Punktionsflüssigkeiten vorgenommen werden, so empfiehlt es sich 1. den Flüssigkeiten zur Konservierung 4%iges Formalin zuzusetzen, etwa $^1/_5$ der Gesamtmenge, oder 2. (und besser) eine möglichst große Menge des Punktates scharf. zu zentrifugieren und nur das Sediment in Formalin zur Untersuchung einzusenden.

Bei allen sonstigen Untersuchungen dürfen aber Konservierungsflüssigkeiten den Punktaten nicht zugesetzt werden. Für zytologische Untersuchungen kommt in Frage: der Gehalt an roten Blutkörperchen, die verschiedenen Leukozytenformen, epitheliale Zellen, Geschwulstelemente.

Die am häufigsten vorzunehmende Untersuchung wird bakteriologischer Art sein: Primärausstriche und Kultur, zuweilen unter Heranziehung des Tierversuchs (Pneumokokken, Tuberkelbazillen).

Spezieller Teil: Das bisher Mitgeteilte gilt in gleicher Weise für *Pleurapunktate, Punktionen des Abdomens (Aszites, Peritonitis), Punktionen des Perikards; abdominale Cysten: 1. Ovarialcysten, 2. Pankreascysten,* hierbei außerdem Untersuchung auf *tryptisches und diastatisches Ferment, 3. Echinokokkencysten,* mikroskopische Untersuchung auf *Skolices und Haken,* Nachweis von *Bernsteinsäure* (s. auch unter Serum).

Probepunktionen von Bauchtumoren kommen in erster Linie für histologische Untersuchungen in Betracht (s. d.).
Milzpunktionen (Vorsicht!): Zu bakteriologischen Untersuchungen bei Typhus, Sepsis, Malaria.

Gelenkpunktionen: Bakteriologische Untersuchung auf Eitererreger, Gonokokken, Tuberkelbazillen.

Lumbalpunktat: Wie bei allen Punktaten so ist besonders hierbei absolut sterile Entnahme und ebensolche Weiterbehandlung bis zum Versand dringend notwendig. Für chemische und bakteriologische Untersuchungen genügt im allgemeinen eine Menge von 5 ccm, ist außerdem noch eine serologische Untersuchung auf Lues angezeigt, dann entsprechend mehr unter Berücksichtigung der Tatsache, daß einwandfreie Resultate bei der Liquoruntersuchung mit der Wassermannschen Reaktion nur dann zu erzielen sind, wenn die Reaktion quantitativ angesetzt wird (Gebrauchsmenge hierzu 3 ccm).

Die Prüfung auf Zellen und Zellvermehrung kann nur mit ganz frischem Material, am besten am Krankenbett, vorgenommen werden.

Für die bakteriologische Untersuchung kommen eine große Reihe von Bakterien in Betracht, die hier nur kurz aufgezählt werden sollen:

Pneumokokken, die verschiedenen Arten der Streptokokken, Influenzabazillen, Meningokokken, Tuberkelbazillen, Erreger der spinalen Kinderlähmung. Selten: Staphylokokken, Diphtheriebazillen, Typhus und Paratyphus, Milzbrand, Spirochäten.

In allen Fällen müssen Primärausstriche gemacht und, da die hierbei erhobenen Befunde nicht immer ganz eindeutig sind, in solchen Fällen auch Kulturen angelegt werden. Die Mitteilung des Ergebnisses verzögert sich in diesen Fällen dementsprechend; auch bei tuberkulöser Meningitis kann die Untersuchung mehrere Tage in Anspruch nehmen, da hier zweckmäßig die Häutchenbildung im Liquor abgewartet werden soll. (Der Nachweis der Meningokokken im Lumbalsekret gelingt am besten in den ersten Krankheitstagen [1.—5. Krankheitstag], später ist er auch noch zuweilen zu erbringen, aber nicht mehr so regelmäßig. Da die Meningokokken gegen äußere schädliche Einflüsse sehr wenig widerstandsfähig sind und von anderen Bakterien leicht überwuchert werden, ist zu ihrem Nachweis besonderer Wert darauf zu legen, daß nur möglichst frisches Material zur Verarbeitung kommt.)

Bei Übersendung des Liquors zur Wassermannschen Reaktion empfiehlt es sich, von demselben Patienten auch Blut zur Untersuchung gleich mitzuschicken, um auf diese Weise eine ev. vorliegende luetische Erkrankung des Gehirns oder Rückenmarks auch serologisch klären zu können.

Die Beurteilung der mit Lumbalflüssigkeit angestellten Wassermannschen Reaktion hat nach der jetzt erschienenen »Anleitung für die Ausführung der Wassermannschen Reaktion« in folgender Weise zu geschehen: Der Befund ist als »positiv« zu bezeichnen, wenn bei einem Extrakte völlige Hemmung der Hämolyse eingetreten ist. Es genügt hierbei, wenn das in denjenigen Röhrchen, die die größte Menge Lumbalflüssigkeit enthalten, der Fall ist. Die Versuchsreihen müssen regelmäßig verlaufen, d. h. der Hemmungsgrad muß mit absteigender Menge der Lumbalflüssigkeit gleichbleiben oder abnehmen. Ist die Hemmung der Hämolyse nur partiell, aber auch in den nur die geringeren Lumbalflüssigkeitsmengen enthaltenden Röhrchen vorhanden, so ist das Ergebnis im allgemeinen als »verdächtig« und nur bei hinreichenden anamnestischen Angaben bzw. bei gleichzeitig positivem Ausfall der Wassermannschen Reaktion mit Blutserum derselben Kranken als »positiv« zu bezeichnen. Ist nur bei Verwendung der größten Lumbalflüssigkeitsmengen partielle Hemmung der Hämolyse eingetreten, so ist die Lumbalflüssigkeit als »negativ« bzw. unter Umständen (klinisch anamnestische Angaben) als »verdächtig« zu bezeichnen.

Sollten zum Zwecke der klinischen Differentialdiagnostik (sogenannte Auswertungsmethode) die geringsten Mengen der Lumbalflüssigkeit, die noch positiv reagiert haben, bzw. die größten Mengen mit negativer Reaktion bezeichnet werden, so ist dies besonders anzufordern.

Eiter.

Auch bei Entnahme des zur Untersuchung einzusendenden Eiters ist steriles Arbeiten unbedingt erforderlich, um Verunreinigungen des Materials (durch umgebende Haut, Instrumente, Versandgefäße) zu vermeiden. Bei oberflächlichen Eiterungen (Furunkel, Karbunkel, subkutanem Abszeß und Phlegmone, Erysipel) muß das Gebiet der Entnahme stets vorher gründlich sterilisiert werden, bevor der Eiter entweder durch Tupfer nach dem Einschneiden oder besser durch eine sterile Spritze entnommen wird. Bei tiefer gelegenen Eiterungen (Drüsen, Muskeln, Gelenke usw.) ist die entsprechende Hautpartie gleichfalls vor der Entnahme zu reinigen (Alkohol-Äther), dann das Material mit Spritze zu entnehmen und in einem sterilen Gläschen zur Untersuchung einzusenden. Die hauptsächlichsten hierbei in Frage kommenden Erreger sind: Staphylokokken, Streptokokken, Pneumokokken, Gonokokken, Pyozyaneus, Tuberkelbazillen.

Seltener: Typhus, Bact. coli, Tetragenus, Diphtherie, Milzbrand, Rotz, Aktinomykose, Anaerobier (bei Gasphlegmone und malignem Ödem). Bei Tetanus ist zur Sicherstellung der Diagnose die exzidierte Eintrittspforte frisch in sterilem Gefäß einzusenden. Bei operierter Osteomyelitis empfiehlt es sich, ein Knochenstückchen und ev. Knochenmark einzuschicken, wie überhaupt bei operierten pyogenen Infektionen Einsendung eines Stückchens vom Operationsmaterial in sterilem Gläschen zweckmäßig erscheint. Bei Appendizitis wird am besten die abgebundene Appendix in toto in sterilem Reagenzglas zur Untersuchung gebracht.

Soll von dem eingesandten Eiter eine Vakzine hergestellt werden, so ist dies auf dem beizulegenden Begleitschein besonders zu vermerken. Die Herstellung von Gonokokkenvakzine ist schwierig und sehr zeitraubend, es empfiehlt sich deswegen, die Vakzine fertig zu beziehen (Sächs. Serumwerk, Dresden u. a.). Die Anfertigung der Vakzinen dauert 5—6 Tage. Soll eine bestimmte Keimzahl im Kubikzentimeter enthalten sein, muß dies besonders angegeben werden. Sonst wird eine möglichst konzentrierte Vakzine hergestellt und die Keimzahl auf den Flaschen vermerkt. Die Verdünnung auf eine bestimmte Keimzahl läßt sich dann leicht vor der Injektion durch sterile 0,85%ige Kochsalzlösung herstellen.

Stuhluntersuchungen.

Mikroskopisch handelt es sich um *Blut, Schleim, Eiter, Tuberkelbazillen, ganze Würmer oder Teile von ihnen, Wurmeier, Protozoen (Amöben, Balantidien, Lamblien u. a.), Geschwulstteile.* Zur Einsendung von Stuhlproben zur mikroskopischen Untersuchung eignen sich Stuhlröhrchen, wie sie in den Apotheken vorrätig gehalten werden. Im Notfall sind nicht zu kleine weithalsige Einmachgläser mit gutem Verschluß zu nehmen. Die Röhrchen mit dem beigegebenen Löffel nur höchstens bis zur Hälfte füllen, im allgemeinen genügt ein Löffel voll. Bei zu vollen Gläsern spritzt der Inhalt beim Öffnen umher, infolge eingetretener Gärung fliegt oft schon der Korken beim Öffnen der Metallhülle oder Holzhülle spontan heraus und der Inhalt des Röhrchens folgt explosionsartig nach.

Zur Funktionsprüfung des Darmes ist vorherige Probekost nötig.

Zum Nachweis okkulten Blutes muß 3 Tage vorher fleischfreie Kost verabreicht sein.

Für den Nachweis von Tuberkelbazillen darf 2 Tage vorher keine Milch und Butter genossen werden (säurefeste Stäbchen), auch muß das Verschlucken tuberkelhaltigen Sputums ausgeschlossen sein.

Gewöhnliche Stuhlproben auf Oxyuriseier einzusenden ist zwecklos, in diesem Falle muß etwas aus der Umgebung des Afters abgekratzter Stuhl eingeschickt werden.

Zum Nachweis von Protozoen ist nur ganz frischer Stuhl brauchbar (am besten wird Kranker ins Laboratorium geschickt zur Stuhlentleerung). Sonst muß Stuhl durch Boten übersandt werden. Stuhlröhrchen zur Vermeidung von Abkühlung in innere Brust- oder Hosentasche stecken. Protozoen halten sich nur wenige Stunden lebend im entleerten Stuhl, ihre Cystenform dagegen länger (tagelang bis wochenlang). Wichtig ist, daß Schleim- und Blutbeimengungen mit kleinen Holzstäben herausgefischt und mit in die Stuhlröhrchen gebracht werden, im Schleim sitzen die Protozoen. Kalomel und Bolus alba dürfen nicht vorher verabreicht sein, dagegen ist Karlsbader Salz erlaubt und zuweilen sogar erwünscht. Konservierungsflüssigkeiten dürfen dem Stuhl nicht zugesetzt werden, nur wenn Stuhl auf Protozoencysten untersucht werden soll, ist Zusatz von 5% Formalin gestattet.

Wird eine histologische Untersuchung des Stuhles auf Tumorbestandteile gewünscht, so empfiehlt es sich, die Schleimpartikelchen in 4% Formalin zu bringen, damit durch die Konservierung die Fäulnis der ev. vorhandenen Gewebszellen verhindert wird. Wenn kein Stuhl spontan zu erhalten ist, kann Probe mit weiblichem Glaskatheter entnommen werden; Kotteile, besonders Schleim, dringen in die Öffnungen des Katheters beim Einführen. Katheter in steriles Reagenzröhrchen bringen und einsenden.

Bakteriologisch handelt es sich um *Typhus, Paratyphus A und B, Ruhr (die verschiedenen Arten der Bakterienruhr), Cholera, Enteritis.* Für bakteriologische Untersuchung bestimmter Stuhl muß ebenfalls möglichst frisch sein, unbedingt erforderlich ist dies bei Ruhr (Einsendung wie bei Protozoen ausgeführt). Auf Schleim und Blut achten, diese in erster Linie einsenden. Entnahme mit Katheter, da Zeitersparnis, die im Beginn einer Epidemie, z.B. Choleraepidemie, von größter Bedeutung sein kann.

Auch bei Ruhr, Typhus, Cholera kann Stuhlverhaltung zeitweise bestehen. Das makroskopische Aussehen der Stühle beweist nichts, harmlos aussehende Stühle wimmeln oft von Typhusbazillen, während sich in erbsensuppenartigen keine nachweisen lassen.

Bei Masseneinsendungen (Umgebungsuntersuchung) auf genaue Bezeichnungen der einzelnen Proben achten, damit Verwechslungen ausgeschlossen.

Für alle Stuhlproben gilt, sich bei negativem Resultat nicht mit einmaliger Einschickung begnügen. Es gibt aber echte und schwere Typhen, bei denen bis zu Ende der Krankheit sich keine Typhusbazillen in den Ausscheidungen nachweisen lassen. Positive Resultate sind beim Typhus in den Stuhlproben zu erwarten:

in der 1. Woche spärlich,
in der 2. Woche zahlreicher,
in der 3. Woche fast regelmäßig.

(Siehe deshalb bei Typhus unter Blut).

Alle bakteriologischen Stuhluntersuchungen dauern mehrere Tage. Verdacht kann schon am 2. Tage ausgesprochen werden. Bei Bazillenträgern ist die Ausscheidung nicht immer gleichmäßig, sondern erfolgt schubweise, es sind deshalb häufige Stuhlproben in mehrtägigen und mehrwöchigen Zeitabschnitten einzusenden.

Urin.

Da chemische Untersuchungen des Urins im allgemeinen in Untersuchungsämtern und ähnlichen Instituten nicht ausgeführt werden, soll hier, entsprechend dem Zweck des Büchleins, nur die bakteriologische Urinuntersuchung, bzw. die zweckmäßige Einsendung des Urins zur bakteriologischen Prüfung näher besprochen werden.

Da Urin, der längere Zeit steht, durch Bakterien leicht zersetzt wird, empfiehlt es sich, nur frisch gelassenen Urin, am besten durch Katheter, nach sorgfältiger Desinfektion der Harnröhrenmündung, entnommen, zur Untersuchung einzusenden, wobei der zunächst entleerte Urin nicht zur Untersuchung zu verwenden ist. Bewährt hat sich auch folgende Methode: Tupferröhrchen verwenden, Tupfer in den Harnstrahl halten und vollsaugen lassen Bei der Prüfung auf Cystitis und Pyelitis kommen in erster Linie das Bacterium Koli, viel seltener Staphylokokken, in Betracht. Bei Verdacht auf Urogenitaltuberkulose ist das Vorhandensein von Tuberkelbazillen im Urin zu berücksichtigen. Katheterurin! (um Verwechslungen mit Smegmabazillen auszuschließen). Während früher bei Verdacht auf Tuberkulose stets Tierversuche (am Meerschweinchen) angestellt wurden, geschieht dies heute bei der Knappheit und Verteuerung sämtlicher Laboratoriumstiere nur auf ausdrückliches Verlangen.

Besonders erwünscht erscheint die Vornahme eines Tierversuchs bei Verdacht auf Nierentuberkulose, wenn in Primärausstrichen des Sediments kein positiver Befund zu erheben war.

Dringend darauf achten, daß bei Einsendung des durch Ureterenkatheterismus gewonnenen Urins aus beiden Nieren die betreffende Niere auf dem entsprechenden Röhrchen verzeichnet wird, um Verwechslungen vorzubeugen.

Bei gonorrhoischer Cystitis lassen sich Gonokokken im Urin nachweisen.

Bei Typhus finden sich Typhusbazillen im Urin, meist erst nach Abfall des Fiebers, doch auch zuweilen schon in der 1. Woche.

Auch bei Bazillenträgern finden sich öfters Bazillen im Harn, besonders häufig bei Paratyphus A, gelegentlich beide Arten lediglich im Harn (Urindauerausscheider). Ruhrbazillen finden sich nicht im Harn. In seltenen Fällen gelingt der Nachweis von Aktinomykose aus dem Urin bei vorliegender Aktinomykose der Harnwege.

Zur histologischen Geschwulstdiagnose aus dem Urin empfiehlt es sich, eine größere Urinmege tüchtig zu zentrifugieren und das Sediment mit 4% Formalin vermischt einzusenden; falls das Zentrifugieren des Harns nicht möglich ist, dann den Urin mit Zusatz von Formalin einschicken. Auf Tumorbildung in den Harnwegen verdächtiger Urin ist fast stets blutig verfärbt und enthält häufig flockige Beimengungen.

Haut.

Es kommen in Frage: *Wundeiterungen (Streptokokken, Staphylokokken, in letzter Zeit auffallend häufig Diphtheriebazillen).* Ausstriche und Wundsekret zur Kultur einsenden. Material, das während einer Operation zur bakteriologischen Untersuchung gewonnen ward, darf nicht mit Desinfizientien in Berührung kommen.

Bei Verdacht auf anaerobe Bakterien (die verschiedenen Bazillen des malignen Ödems, den Gasbrandbazillus) ist dies ausdrücklich zu vermerken. Es ist dann auch möglichst Material von dem matschigen, zerfallenen Muskelgewebe zu nehmen.

Tetanusbazillen. Tetanusverdacht ist besonders zu bemerken, da Tierversuch angestellt werden muß. Die Untersuchung des Ausstriches und die Kultur sind unsicher.

Erysipel, Streptokokken. Es kommen hierbei kaum bakteriologische Untersuchungen in Frage.

Furunkel und Karbunkel (Staphylokokken und Streptokokken), Panaritium (die gleichen Erreger, selten Colibazillen), Abszesse und Phlegmonen (die vorgenannten Erreger, auch Pneumokokken, Typhusbazillen). Außer Ausstrichen auch Material zur Kultur einschicken. Entnahme durch Punktion mit steriler Spritze oder durch Inzision (s. auch unter Eiter).

Milzbrandkarbunkel. Ausstriche und Material aus den tieferen Teilen der Pustel nehmen; der seröse Inhalt der Pustel ist frei von Bazillen.

Rotzabszesse. Material zur Kultur und Tierversuch einsenden, Vorsicht bei Entnahme, s. auch Versandbedingungen; in den Ausstrichen sind die Rotzbazillen nur ausnahmsweise nachzuweisen.

Aktinomykose. Ausstriche, daneben aber auch Eiter einschicken. Der Eiter bei Aktinomykose enthält schon mit bloßem Auge sichtbare, weißgelb bis grünlich-bräunliche Körnchen (Aktinomyzesdrusen); auf diese achten und mit einschicken. Kultur nur zur Untersuchung der aeroben und anaeroben Art.

Lepra. Ausstriche aus dem Inhalt des inzidierten Knotens einschicken, besser aber Stückchen exzidieren und einsenden zur Anreicherung mit Antiformin und ev. histologischer Untersuchung.

Roseolen bei Typhus und Fleckfieber. Aus den Typhusroseolen sind zwar Bazillen züchtbar, dieses Verfahren kommt aber in der Praxis kaum in Frage (s. unter Typhus bei Blut). Die Roseolen bei Fleckfieber eignen sich gut zur Frühdiagnose, also schon zu einer Zeit, wo die Weil-Felixsche Agglutination noch nicht positiv ist. Roseolen werden exzidiert und zur histologischen Untersuchung eingeschickt (es finden sich charakteristische Veränderungen an den kleinen Gefäßen.)

Syphilis. Für den Primäraffekt sowie für syphilitische Ulzerationen und Papeln gilt das unter Serum schon gesagte.

Ulcus molle, s. d.

Tuberkulose. Bei tuberkulösen Hauterkrankungen (Lupus) ist die mikroskopische Untersuchung von Ausstrichen unzweckmäßig, da die Bazillen meist nur sehr spärlich vorkommen. Es ist richtiger, exzidierte Stückchen zur Anreicherung mit Antiformin zum Tierversuch und zur histologischen Untersuchung einzusenden.

Variola, Varizellen. Pustelinhalt einsenden (s. unter Serum).

Durch Pilze (Hyphomyzeten) hervorgerufene Krankheiten: *Favus, Herpes tonsurans, Trichophytie, Sycosis parasitaria, Pityriasis versicolor, Sporotrichose.* Bei der tiefen Form der Barttrychophytie ist eitriges Sekret aus der Tiefe des Krankheitsherdes zu nehmen.

Eine Differentialdiagnose zwischen Favus und Trichophytie ist nicht immer möglich auf Grund einer bakteriologischen Untersuchung. Dem Einsender ist aber auch schon mit der Feststellung gedient, daß überhaupt eine Dermatomykose vorliegt. Bei Sporotrichose ist Eiter aus den Sporotrichomen zur Kultur einzuschicken. Die Pilze finden sich auch im Blut und können auch serologisch (durch Agglutination) nachgewiesen werden.

Durch tierische Parasiten hervorgerufene Erkrankungen: *Scabies.* Gänge auskratzen oder ausschneiden und dieses Material möglichst frisch einsenden.

Molluscum contagiosum. Die weißlichen, warzenähnlichen kleinen Geschwülste exzidieren und zur histologischen Untersuchung einschicken, nur diese hat Zweck, da die Ätiologie noch nicht sicher geklärt.

Läuse. Lebend in Gläsern mit Watteverschluß einsenden (Vorsicht bei Verdacht auf Fleckfieber).

Gutartige und bösartige Geschwülste. Exzidierte Stücke zur histologischen Untersuchung einschicken (s. d.).

Untersuchung auf Vorhandensein lebensfähiger Spermatozoen.

Die in einem Kondom aufgefangene Ejakulationsflüssigkeit möglichst bald (Spermatozoen erhalten sich wenige Stunden beweglich) und vor Abkühlung geschützt einsenden. Möglichst durch Boten. Kondom zubinden.

Untersuchung auf Spermaflecken in Kleidung und Wäsche.

Verdächtige Stellen einsenden zum chemischen und mikroskopischen Nachweis oder mit serologischen Methoden (Präzipitation). Der Nachweis gelingt auch noch bei älteren, stark eingetrockneten Flecken.

Tollwut.

Es kommt hierbei nicht darauf an, Material von dem gebissenen Menschen, sondern von dem tollwutverdächtigen Tiere möglichst frühzeitig einzusenden, weniger, weil sonst der Nachweis im Tierkörper nicht gelingen sollte, als weil eine möglichst schnelle Diagnose nötig ist, um ev. die Schutzbehandlung des gebissenen Menschen rechtzeitig vornehmen zu können. Das geeignete Material ist das Gehirn des Tieres (zum Nachweis der Negrischen Körperchen). Auch schon angefaultes Gehirn ist noch zum Nachweis zu verwenden.

Tierversuche.

Während häufig die mikroskopische Untersuchung und die Züchtung auf künstlichen Nährböden genügt, ist in manchen Fällen erst der Tierversuch entscheidend. Wenn auch zurzeit die Versuchstiere sehr teuer sind, ist dies doch kein Grund, völlig auf den Tierversuch zu verzichten. Um aber unnütze Kosten zu vermeiden, wäre es angebracht, wenn der Einsender des Materials in jedem solchen Falle vermerken würde; »Tierversuch erwünscht«.

In Betracht kommen:

Tuberkulose (vor allem Nieren-
tuberkulose, Pleurapunktate,
Lupus)
Tetanus
Gasbrand
Milzbrand
Rotz
Pest
Pneumonie
Diphtherie
Weilsche Krankheit
Tollwut
} durch positiven Ausfall,

Lepra
Koch-Weeksche Bazillen
} durch negativen Ausfall.

Bakteriologische Wasseruntersuchung.

In Betracht kommen: 1. *der Bakteriengehalt, ein brauchbares Wasser darf nicht zu viele Keime enthalten.* 2. *der Gehalt an Bact. coli als Anhaltspunkt auf gleichzeitiges Vorhandensein krankheitserregender Bazillen.* 3. *Krankheitserregende Bakterien, Typhusbazillen, Choleravibrionen, Ruhrbazillen, andere, Darmkrankheiten hervorrufende, Bakterien.* Eine Verunreinigung von außen her darf bei der zur Untersuchung eingeschickten Wasserprobe nicht vorkommen. Es ist deshalb das Wasser in sterilen Gefäßen einzuschicken. Das Wasser darf erst entnommen werden, wenn Pumpe oder Leitung etwa $1/4$ Stunde in ununterbrochenem Betrieb gewesen sind. Die Zapfstellen sind durch Abflammen möglichst steril zu machen. Besondere Vorsicht ist bei der Entnahme aus offenen Brunnen, aus Quellen und fließenden und stehenden Gewässern nötig. Soll Wasser aus besonderer Tiefe entnommen werden, sind besondere Apparate dazu nötig. In solchen Fällen wird es sich empfehlen, den Bakteriologen zu bitten, selbst das Wasser zu entnehmen, da eine gewisse Übung erforderlich ist. Außerdem ist auch so die häufig schon für eine wahrscheinliche Verunreinigung maßgebende äußere Besichtigung der Wasserentnahmestelle, des Brunnens usw. möglich.

Die zur Untersuchung eingeschickten Wasserproben müssen möglichst schnell (durch Eilboten) und möglichst kühl (in Eispackung) in die Untersuchungsstelle kommen, damit eine nachträgliche Vermehrung der Keime verhindert wird.

Menge: Im allgemeinen genügen 1—2 l. Die Keimzahl an sich läßt nur bedingte Schlüsse auf die Brauchbarkeit des Wassers zu, sie ist erst dann verwertbar, wenn durch tägliche Auszählung eine konstante Durchschnittszahl gewonnen wird. Hierbei auftretende plötzliche stärkere Zunahme der Keimzahl läßt Verdacht auf, Verunreinigung berechtigt erscheinen. Die Anwesenheit von Bact. coli macht ein Wasser verdächtig, durch Fäkalien von Mensch oder Tier verunreinigt zu sein.

Nahrungsmitteluntersuchung auf krankheitserregende Keime.

Nahrungsmittel können auf verschiedene Weise mit krankheitserregenden Bakterien verunreinigt sein.

1. **Fleisch** kann von kranken Tieren stammen. In Betracht kommen: *Milzbrand, Tuberkulose, Paratyphus, Trichinen*. Bei Milzbrand- und Paratyphusverdacht sind Stückchen Fleisch, aus der Mitte eines größeren Stückes möglichst mit sterilen Instrumenten herausgeschnitten und in der Flamme abgesengt (oberflächlich gebraten), einzuschicken. Hierbei möge erwähnt sein, daß sich durch serologische Untersuchung (Thermopräzipitation) auch in hochgradig faulen Organen, weiter bei Häuten und Fellen, der Nachweis von Milzbrand erbringen läßt.

Bei Trichinose sind (da wohl selten noch das ganze Tier zur Verfügung steht, von dem Zungen-, Kehlkopf- oder Zwerchfellmuskeln eingeschickt werden müßten) möglichst Teile von Muskeln an der Ansatzstelle von Sehnen einzuschicken.

2. Das Fleisch kann nachträglich verunreinigt sein, in erster Linie mit Paratyphusbazillen. Die Art der Einsendung ist angegeben.

3. Das Fleisch kann durch Absonderungsprodukte (Gifte) von Bakterien verunreinigt sein (bei Botulismus). Die Einsendung erfolgt wie bei Paratyphusverdacht.

In allen Fällen ist es wichtig, möglichst auch Darmentleerungen oder Erbrochenes des Kranken mit einzuschicken.

Erwähnt möge noch sein, daß sich Fleisch (auch Wurstwaren) serologisch daraufhin untersuchen läßt, von welcher Tierart es stammt, es kann so der Nachweis von Verfälschungen erbracht werden. Auch ist das Fehlen von Eigelb in Eiersatzpräparaten festzustellen.

Die **Milch** kann verunreinigt sein durch: *Tuberkelbazillen, Typhusbazillen, Paratyphusbazillen, Streptokokken, Choleravibrionen, Enteritisbazillen*. Verdächtige Milch wird ungekocht in nicht zu geringer Menge (1 l) in gut verschlossener, steriler Flasche eingeschickt.

Konservendosen: In Betracht kommen: *Krankheitserregende Bakterien (Paratyphus, Bac. botulinus); Bakteriengifte (Gift des*

Bacillus botulinus); andere (chemische) Gifte: Blei, Arsen usw.; Meist werden schon äußerlich stärker aufgetriebene Dosen verdächtig erscheinen. Es ist aber auch darauf zu achten, ob irgendwelche Risse (besonders bei schlechter Lötung oder Falzung) vorhanden, kenntlich unter Umständen schon an Rostbildung. Beim Öffnen ist auf Entweichen von Gas oder charakteristischen ranzigen Geruch zu achten, solche Dosen sind, ohne den Inhalt weiter zu berühren, einzuschicken. Von eröffneten Dosen ist nicht ein Teil des Inhaltes, sondern die Dose mit Inhalt einzuschicken. Sind noch uneröffnete Dosen gleicher Art und Herkunft vorhanden, sind auch diese mit einzusenden.

Bemerkt wird, daß die bakteriologische Diagnose unter Umständen allein nicht genügt, sondern auch eine chemische Untersuchung vorgenommen werden muß (ev. durch Nahrungsmittelchemiker).

NB. In Amerika wird in letzter Zeit von gehäuftem Auftreten von Botulismus berichtet. Als Ursache wurden nachgewiesen: Dosen mit Bohnen und andern Gemüsearten, daneben aber auch eine größere Anzahl von Olivenkonserven. Dieser Befund scheint mitteilenswert wegen der wieder einsetzenden Einfuhr und der Möglichkeit, daß solche minderwertige Ware vorzugsweise nach Deutschland abgesetzt wird.

Einsendung von Material zur histologischen Untersuchung.

Zur Untersuchung von Organ- und Gewebsstückchen ist es dringend erwünscht, daß das Material möglichst frisch in die Hand des Untersuchers gelangt; es ist deswegen unzweckmäßig, z. B. Operationsmaterial mehrere Tage liegen zu lassen und es erst dann zur Untersuchung einzusenden. Es besteht dann die Gefahr, daß das Gewebe fault (namentlich in heißen Sommertagen), wodurch die Untersuchung erschwert, wenn nicht unmöglich gemacht wird. Falls das Untersuchungsinstitut sich an demselben Ort wie der Operateur befindet, so ist unbedingt die beste Methode, um einwandfreie Resultate zu erhalten, wenn das gesamte Operationsmaterial am Tage der Operation frisch, nicht fixiert, überschickt wird. Das gesamte Material soll aus dem Grunde eingesandt werden, damit der Untersucher sich selbst ein Bild von der vorliegenden krankhaften Veränderung machen und die ihm am zweckmäßigsten erscheinenden Partien zur speziellen Untersuchung weiterverwenden kann. Die Übersendung erfolgt bei kleinen Stückchen am besten im Glas oder in verzinkten Blechbüchsen, bei größeren Stücken in möglichst undurchlässigem Material eingepackt (Billrothbatist, Guttapercha, ev. gutes Pergamentpapier). Bei längerem Transport (Versand durch die Post usw.) ist die Einsendung von frischem Material wegen der eintretenden Fäulnis (s. o.) oder Eintrocknung unzweckmäßig, es sei denn, daß auch eine bakteriologische Untersuchung notwendig erscheint (das nähere siehe unter Allgemeines); doch ist hierzu für gewöhnlich nicht das gesamte Material notwendig, es genügt vielmehr, wenn eine besonders verdächtige Partie in ein steriles Röhrchen gebracht wird, während das übrige Material zur histologischen Untersuchung, und zwar in eine Fixierungsflüssigkeit eingelegt, eingeschickt werden kann. Als Fixierungsflüssigkeit kommt in erster Linie in Betracht 4%iges Formalin, d. h. das käufliche Formaldehyd (etwa 40%ig) 10fach verdünnt. Es ist darauf zu achten, daß bei Übersendung in Gläsern dieselben nicht durch Watte oder Tupfer verschlossen werden dürfen, da natürlich dann die Fixierungsflüssigkeit während des Transports ausläuft und die ganze Fixierung illusorisch wird. Am besten werden Gläschen durch fest sitzende Korken verschlossen. Bei der Übersendung in Blechbüchsen ist natürlich ebenfalls zu berücksichtigen, daß die Deckel gut schließen. Die benutzte Formalinmenge muß unbedingt so groß sein, daß das Untersuchungsobjekt davon voll überspült wird, da andernfalls eine gründliche Fixierung ausgeschlossen ist. Handelt es sich um größere Stücke (Organe von Sektionen usw.), so erscheint es zweckmäßig, dieselben vor dem Transport in Fixierungsflüssigkeit zu legen, sie nach der Fixierung aus der Flüssigkeit herauszunehmen und zum Versand zu bringen (eventuell in formalingetränkte Tücher eingeschlagen). Soll das zur Untersuchung eingesandte Material möglichst in toto erhalten bleiben (zu Demonstrationszwecken usw.), so ist dies auf dem beigelegten Begleitscheine (s. unter Allgemeines) besonders zu vermerken; hierbei ist noch zu betonen, daß mit Formalin behandeltes Material seine natürlichen Farben verliert und grau wird. Soll dies vermieden werden, so benutze man zum Einlegen eine der angegebenen Konservierungsflüssigkeiten, die die Farben erhalten (Methode von Kaiserling, Jores, Pick u. a.).

Nach der Kaiserlingschen Methode, die zurzeit wohl am meisten angewandt wird, hätte die Fixierung in folgender Lösung zu erfolgen:

Formalin (unverdünnt) 200 ccm
Wasser 1000 ccm
Kalium nitric. 15 g
Kalium acet. 30 g

Die auf diese Weise vorbehandelten Stücke können dann in den Untersuchungsanstalten weiterbehandelt und als Dauerpräparate fertiggestellt werden (Technik siehe in den Büchern der Pathologisch-Histologischen Untersuchungsmethoden von Schmorl u. a.). Als Fixierungsflüssigkeit kommt außer dem Formalin, neben einer größeren Reihe von anderen Reagentien, noch der Alkohol in Betracht, doch soll auch hier nochmals betont werden, daß die Härtung in Formalin unbedingt vorzuziehen ist. Alkoholkonservierung eignet sich eigentlich nur für kleine Objekte (Curettagen, kleinste Geschwülste, Sedimente usw.) und beim Nachweis von Bakterien in Schnitten. Man benutze ihn in Konzentrationen von 70—90%, stärkere Konzentrationen sind nicht zu empfehlen, weil dann das Material zu stark schrumpft.

Allen Materialeinsendungen ist ein Begleitschein beizulegen, der außer Namen, Alter, Geschlecht des Patienten unbedingt folgende Angaben enthalten muß:

Art des Materials, gewünschte Untersuchung, klinische Diagnose, kurze Notizen aus der Krankengeschichte (Ursache, Dauer usw.).

Vorgedruckte Formulare halten alle Untersuchungsanstalten vorrätig.

Die mit dem Ausfüllen der Formulare verbundene Mehrbelastung des Einsenders ist unumgänglich notwendig, weil andernfalls eine exakte Diagnosenstellung unter Umständen in Frage gestellt sein kann.

Bewertung der bakteriologischen und serologischen Untersuchungsergebnisse.

Im allgemeinen werden die Untersuchungsämter in ihrem Antwortschreiben die Ergebnisse so verzeichnen, daß irgendwelche Zweifel nicht mehr bestehen können. Einzelne Resultate bedürfen aber vielleicht einer näheren Erläuterung.

Bakteriologische Ergebnisse: Auch für den Untersucher einwandfreie positive Ergebnisse können in Wirklichkeit Trugschlüsse sein, z. B. finden sich im Stuhl wohlcharakterisierte Tuberkelbazillen. Für den Untersucher ist damit das Ergebnis positiv. Es liegt aber trotzdem keine Darmtuberkulose vor, denn diese Tuberkelbazillen stammen aus verschlucktem Auswurf oder aus genossener Milch. Der Untersucher kann dies nicht wissen, wohl aber muß der einsendende Arzt an solche Möglichkeiten denken und sie ausschließen.

Lautet das Untersuchungsergebnis: »verdächtige Kolonie«, so soll damit zum Ausdruck gebracht werden, daß das Untersuchungsergebnis keinen für die Krankheit absolut charakteristischen bakteriologischen Befund gezeitigt hat, indem z. B. entweder das Wachstum oder die chemische Leistung, die Bewegungsfähigkeit, das serologische Verhalten irgendwelche Abweichungen zeigten, Befunde, die unter Umständen als Mutationen zu deuten sind. In solchen Fällen ist es natürlich falsch, an ein negatives Ergebnis zu denken und danach zu handeln, vielmehr muß dann die endgültige Bewertung dem Kliniker überlassen werden, da dieser ja im Vergleich mit dem Krankheitsbilde den bakteriologischen Befund exakter auswerten kann. Erneute Einsendung von Material ist in solchen Fällen durchaus geboten.

Anderseits muß noch einmal betont werden, daß negative Ergebnisse, besonders wenn sie durch eine einmalige Untersuchung erhoben sind, nicht die vermutete Krankheit absolut sicher auszuschließen vermögen. Denn, wie bereits bei den einzelnen Kapiteln ausgeführt ist, hat die Art und der Zeitpunkt der Entnahme eine ausschlaggebende Bedeutung.

Serologische Ergebnisse: Die Bewertung serologischer Untersuchungen läßt sich nicht schematisch durchführen, insofern als die dabei in Betracht kommenden Reaktionen unter Umständen nicht als rein spezifische biologische Vorgänge im erkrankten Organismus aufzufassen sind, sondern, soweit wir bisher über diese Erscheinungen unterrichtet sind, mit veranlaßt sein können durch eine Reihe interkurrenter Vorgänge im Organismus. So kann z. B. ein Widal bei Typhus beeinflußt werden durch eine gleichzeitig bestehende andersartige fieberhafte Erkrankung oder durch eine vorhergegangene, oft schon längere Zeit zurückliegende Schutzimpfung. Anderseits kann bei einem schon längst abgelaufenen Typhus durch eine frische andersartige Erkrankung erneut ein ansteigender positiver Widal auftreten, ohne daß jetzt eine neue Typhuserkrankung vorliegt. Bei den Bazillen der Typhus-Coligruppe sieht man gar nicht so selten eine Mitagglutination (Verwandtschaftsagglutination) für den einen oder anderen Erreger, ohne daß daraus der Schluß gezogen werden darf, es läge nun eine Mischinfektion vor. Derartige Befunde richtig zu bewerten, ist in letzter Linie Sache des Untersuchers, doch ist dies nur dann möglich, wenn bei Einsendung des Materials genaue klinische Angaben unter besonderer Berücksichtigung der Anamnese mitgeteilt werden (s. auch unter Allgemeines).

Aus dem mehr oder weniger positiven Ausfall einer serologischen Untersuchung allein darf niemals der Schluß auf das Vorliegen einer bestimmten Krankheit gezogen werden, vielmehr

Folgen der Untersuchungsergebnisse. 39

ist zu berücksichtigen, ob die klinische Beobachtung mit der serologischen Untersuchung in Einklang gebracht werden kann. Die Wichtigkeit und Nützlichkeit serologischer Untersuchungen wird durch diese Einschränkung in keiner Weise beeinträchtigt.

Unmittelbare und mittelbare Folgen bakteriologischer und serologischer Untersuchungsergebnisse.

Über die unmittelbaren Folgen für das Handeln des Arztes dem Kranken und dessen Umgebung gegenüber, besonders bei positiven Ergebnissen, sind wohl keine näheren Ausführungen nötig. Wichtig aber sind die durch eine Reihe von Gesetzesvorschriften sich ergebenden mittelbaren Folgen.

Der Arzt ist nach dem Reichsgesetz betreffend die Bekämpfung gemeingefährlicher Krankheiten vom 30. Juni 1900 verpflichtet:
jede Erkrankung und jeden Todesfall an Aussatz (Lepra), Cholera (asiatische), Fleckfieber (Flecktyphus), Gelbfieber, Milzbrand (durch Bekanntmachung des Reichskanzlers vom 28. Sept. 1909), Pest (orientalische Beulenpest), Pocken (Blattern).
sowie jeden Fall, welcher den Verdacht einer dieser Erkrankungen erweckt,
der zuständigen Polizeibehörde unverzüglich anzuzeigen.

Es tritt Geldstrafe von 10—105 Mark oder Haft nicht unter einer Woche ein, wenn der Arzt die Anzeige unterläßt oder länger als 24 Stunden, nachdem er von der anzuzeigenden Tatsache Kenntnis erhalten hat, verzögert.

Außer der Anzeigepflicht für diese durch Reichsgesetz bestimmten gemeingefährlichen Krankheiten besteht noch die Anzeigepflicht für eine Reihe von übertragbaren Krankheiten, die in den einzelnen Bundesstaaten verschieden ist und deren genaue Anführung den Rahmen des Büchleins überschreiten würde. In Preußen ist sie durch das Gesetz betreffend die Bekämpfung übertragbarer Krankheiten vom 28. August 1905 festgelegt. Hiernach ist der zuständigen Polizeibehörde innerhalb 24 Stunden nach erlangter Kenntnis anzuzeigen jede Erkrankung und jeder Todesfall an:
Diphtherie, übertragbarer Genickstarre, Kindbettfieber, Rückfallfieber, übertragbarer Ruhr, Scharlach, Typhus, Milzbrand, Rotz, Tollwut, sowie Bißverletzung durch tolle oder der Tollwut verdächtige Tiere, Fleisch-, Fisch- und Wurstvergiftung, Trichinose, sowie jeder Todesfal an Lungen- und Kehlkopftuberkulose.

Die Anzeigepflicht kann vom Staatsministerium auf andere übertragbare Krankheiten ausgedehnt werden, wenn und solange dieselben in epidemischer Verbreitung auftreten.

Die Meldung kann mündlich oder schriftlich erstattet werden. In letzterem Falle sind unentgeltlich bei der Polizei Formulare zu haben, die schon mit Dienstmarken versehen abgegeben werden.

Die staatlichen Untersuchungsämter sind gleichfalls verpflichtet, durch ihre Untersuchungen aufgedeckte Krankheiten der zuständigen Stelle zu melden.

Abgesehen von den im Gesetz vorgesehenen Strafen für die Unterlassung der Anzeige ist es im Interesse einer geordneten Seuchenbekämpfung und dadurch bedingten Hebung der Volksgesundheit dringend geboten, daß die Ärzte dieser Anzeigepflicht gewissenhaft nachkommen. Kein Arzt sollte sich durch Rücksichtnahme auf entstehende Unbequemlichkeiten oder ev. eintretende wirtschaftliche Schädigungen des Kranken oder seiner selbst verleiten lassen, die vorschriftsmäßigen Anzeigen zu unterlassen. Gerade für erste Krankheitsfälle, die oft den Ausgang für eine Epidemie bilden, ist es unerläßlich, schnell und sicher die Diagnose zu stellen und offen die Ansteckung mit einer gefährlichen Krankheit zuzugeben. Nichts wäre verhängnisvoller, als der Versuch, sie zu verheimlichen. Einer offenen Gefahr läßt sich leichter entgegentreten als einer versteckten. Die moderne Seuchenbekämpfung hat auch im Volke das Vertrauen hervorgerufen, daß der deutsche Arzt schnell Herr der Seuchen werden und sie erfolgreich beschränken kann. Selbst beim Auftreten erster Fälle der gefährlichsten Seuchen pflegt heute keine Panik mehr auszubrechen oder eine kopflose Flucht vor Cholera, Pest oder Pocken einzusetzen. Dieses Vertrauen kann sich der Arzt aber nur erhalten, wenn er die Hilfsmittel ausnutzt, die ihm in den Untersuchungsanstalten geboten sind.

Sachverzeichnis.

Abderhalden'sche Reaktion 20.
Abdominale Zysten 24.
Abszeßeiter 12.
Agarröhrchen 15.
Agglutination bei Cholera 18.
— Fleckfieber 18.
— bei Paratyphus A 18.
— bei Paratyphus B 18.
— bei Rotz 18.
— bei Ruhr 18.
— bei Sporotrichose 31.
— bei Typhus 18.
Aktinomykose 12, 23, 26, 30, 31.
Aktinomycesdrusen 31.
Amöben 27.
Amöbenruhr 27, 28.
Anämie 11.
Anaërobier 15, 26.
Anchylostomum 11.
Anopheles 10.
Anreicherungsverfahren für Tuberkelbazillen 23.
— für Typhusbazillen 16.
Antiformin 23.
Anzeigepflicht 39.
Appendizitis 26.
Arsen 35.
Ascites 23.
Aspergillosis der Lungen 23.
Asthma bronchiale 11.
— Sputum 23.
Augenbindehautsack 22.
Ausstrichpräparate von Blut 7—11.
— Anfertigung derselben 7.
— von Eiter 11—13.
— Anfertigung derselben 11.
— von Serum bei Syphilis 13.
Auswurf 22.
Autovakzine 12, 27.

Bazillenruhr 28.
Bazillenträger 19, 29.
Bacillus botulinus 34.

Bacillus conjunctivitidis Koch-Week 33.
— diphtheriae 21, 22, 26, 30, 33.
— Ducrey 13.
— dysenteriae 28.
— faecalis alcaligenes 15.
— fusiformis 21.
— Friedländer 21.
— influenzae 21, 25.
— leprae 16, 23.
— mallei 28, 33.
— paratyphi A u. B 16, 18, 28, 29, 34.
— pestis 15, 23, 33.
— pyocyaneus 15, 22, 26.
— tetani 30.
— tuberculosis 20, 22, 25, 26, 27, 29, 33, 34.
— typhi 16, 26, 28, 30, 33, 34.
Bacterium coli im Eiter 26.
— im Urin 29.
— im Wasser 33.
Balanitis spirochaete 13.
Balantidium 27.
Barttrichophytie 31.
Begleitschein 5, 6.
Beläge von Mund und Rachen 21.
Bernsteinsäure bei Echinokokken 24.
Bewertung der Untersuchungen 37.
Bier'scher Sauger 15.
Bilharzia 10.
Blasentumoren 30.
Blei, in Konservendosen 35.
Bleivergiftung 11.
Blutausstriche 7, 8.
— Fixierung der 9,
— bei Eitererregern 11.
— bei Malaria 10.
— bei Rekurrens 10.
— bei Scharlach 10.
Blutbild 11.
— bei Anchylostomiasis 11.
— bei Anämie 11.

Blutbild bei Asthma bronchiale 11.
— bei Bleivergiftung 11.
— bei Bothriocephalus lat. 11.
— bei Tänien 11.
— bei Trichinose 11.
Blutentnahme aus Armvene 15.
— aus Fingerkuppe 7.
— aus Ohrläppchen 7.
Blutflecken 21.
Blutkulturen 15.
— bei Paratyphus A 16.
— bei Paratyphus B 16.
— bei Typhus 16.
Blutröhrchen 1.
Blutuntersuchungen 15.
— nach Abderhalden 20.
— auf Filarien 21.
— auf Trichinen 21.
— auf Tuberkelbazillen 20.
— auf Syphilisspirochäten 21.
— nach Wassermann 16.
Botriocephalus lat. 11.
Botulismus 34.
Briefpost 5.

Charkot-Leydensche Kristalle 23.
Cholera, Agglutination bei 18.
— Bacillen s. Cholera vibrionen.
— Erreger, Versendung von 2.
— Material, Versendung von 4, 5.
— Vibrionen 15, 28, 33.
Coli, Bazillen 15, 29, 30, 33, 34.
— im Blut 15.
— im Eiter 30.
— im Harn 29.
— im Wasser 33, 34.
Conjunctivitisbazillen 33.
Curschmann'sche Spiralen 23.

Dauerausscheider 30.
Diphtheriebazillen 21, 22, 26, 30, 33.
— in der Nase 22.
— im Rachen 21.
— in Wunden 30.
Diplobacillus Friedländer 21.
Doehlesche Körperchen bei Scharlach 10.
Drüsenpunktion 14.
Dysenterieamöbe 27.
Dysenteriebazillen 28.

Echinokokken, Blutbild bei 11.
— Zysten 24.

Echinokokken Erkrankung 18.
— Komplementablenkung bei 18.
Eier, Wurm- 17.
Eigelb, Nachweis von — in Eierpräparaten 34.
Eingeweidewürmer 27.
Eiter, Ausstriche 11.
— Kultur 16.
Eitererreger, Blutausstriche bei 11.
Elastische Fasern im Auswurf 23.
Entwicklung der Malariaplasmodien 16.
Erysipel 30.

Faecalis alcaligenes 15.
Favus 31.
Ferment, tryptisches, diastatisches 24.
Filarien, dicke Blutstropfen 10.
— im Blut 21.
Fixierung von Blutausstrichen 9.
Fleckfieber, Agglutination bei 18.
Fleisch, Untersuchung auf Bakterien 34.
Folgen der Untersuchungen 39.
Formalin 1, 2, 30, 36.
Furunkel 30.
— Inhalt 12.
Fusiforme Bazillen 21.

Galle-Bouillonröhrchen 16.
Gameten 10.
Gasbrandbazillen 30, 33.
Gasphlegmone 26.
Gehörgangssekrete 22.
Geisteskrankheit, Abderhaldensche Reaktion bei 20.
Genickstarreerreger 21, 25.
Gelenkpunktion 24.
Geschwülste 32.
Giftbildung durch Bakterien 34.
Gifte, chemische 35.
Gipsstäbchen 5.
Gonokokken 12, 15, 26, 29.
— Sepsis 15.
Grippe 23.

Hämagglutinine 21.
Hämolysine 21.
Harnuntersuchung 29.
Haut 30.
Herpes tonsurans 31.
Herzfehlerzellen 23.

Sachverzeichnis.

Histologische Geschwulstdiagnose aus Urin 30.
Histologische Untersuchungen 35.

Impfung auf Kaninchenhornhaut 14.
Inaktivieren 16.
Influenzabazillen 21, 25.
Instrumentarium 1.

Kaiserlingsche Konservierungsflüssigkeit 36.
Kaninchenhornhaut, Impfung derselben bei Pocken 14.
Karbunkel 30.
Keuchhustenbazillen 23.
Koch-Weeksche Bazillen 33.
Knochenmark 26.
Komplementbindung bei Echinokokken 18.
— bei Rotz 18.
— bei Syphilis 16—18.
Köpfe tollwutverdächtiger Tiere 3.
Konservendosen 34.
Konservierungsflüssigkeit 1, 2.
Kulturen, Versendung lebender 2 u. f.

Läuse 32.
Lamblien 27.
Leichenteile 2.
Lepra 31, 33.
Leprabazillen 16, 23.
Lumbalflüssigkeit, Untersuchung nach Wassermann 25, 26.
— Untersuchung auf Bakterien 24.
Lumbalpunktat 24.
Lungenabszeß 23.
Lungenentzündung 23.
Lungentumoren 23.
Lupus 33.

Malaria, Blutausstriche 10.
— dicke Tropfen 10.
Malignes Ödem 26.
Maul- und Klauenseuche, Versendung von Material 2, 5.
Meinickesche Reaktion bei Syphilis 18.
Meningokokken 21, 25.
Micrococcus tetragenus 15, 26.
Milch 34.
Milzbrandbazillen 15, 23, 26, 33, 34.
— Karbunkel 30.
— Thermopräzipitation bei 18.

Milzpunktion 24.
Mittelohr 22.
Molluscum contagiosum 32.
Mücken bei Malaria 10.
Mundbeläge 21.
Mundspirochäte 14.
Mykosen 22.

Nahrungsmitteluntersuchung 34.
Nasensekrete 22.
Negrische Körperchen 32.
Nierentuberkulose 29, 33.

Operationsresultate 2.
Operationsmaterial 35.
Opsonischer Index 20.
Organpräparate 2.
Osteomyelitis 26.
Ovarialzysten 24.
Oxyurieier 27.

Paket, dringendes 3.
Pankreaszysten 23.
Paratyphus A Agglutination bei 18.
— im Blut 16.
— im Harn 29.
— im Stuhl 28.
Paratyphus B Agglutination bei 18.
— im Blut 16.
— im Fleisch 34.
— im Harn 29.
— in Milch 34.
— im Stuhl 28.
Peritonitis 24.
Pertussisbazillen 23.
Pestbazillen 15, 23, 33.
Pesterreger, Versendung von 2.
Pestmaterial, Versendung von 4, 5.
Pilze 31.
Pityriasis versicolor 31.
Pleurapunktate 24, 33.
Pneumokokken 15, 30, 33.
Pockenpustelinhalt 14.
Präzipitine 21.
Proteusbazillen 19.
Protozoen 27.
Punktionen von Drüsen 14.
— von Gelenken 24.
— von Gewebsgrund 14.
— von Perikard 24.
— von Pleura 24, 33.
— von Venen 15.
— von Wirbelkanal 28.

Punktionsflüssigkeiten 23.
Pyozyaneus 15, 22, 26.

Rachenbeläge 21.
Räudeborken 5.
Rekurrensblutausstriche 10.
— Spirochäten 10.
Roseolen bei Fleckfieber 31.
— bei Typhus 31.
Rotzabszesse 30.
— Bazillen 28, 33.
— Erreger, Versendung von 2.
— Material, Versendung von 4, 5.
— Komplementablenkung bei 18.
Ruhr, Agglutination bei bakterieller 18.
— Amöben 27.
— Bazillen 28. 33.

Sachs-Georgische Reaktion bei Syphilis 18.
Scabies 31.
Schankerbazillen 13.
Scharlach, Blutausstriche bei 10.
Schlafkrankheit, Trypanosomen bei 10.
Schistosomum haematobium bei Bilharzia 10.
Schizonten 10.
Schröpfkopf 15.
Schwangerschaft, Abderhaldensche Reaktion bei 20.
Schweinepest, Versendung von Material bei 2, 5.
Sekrete des Augenbindehautsackes 22.
— des Gehörganges 22.
— des Mundes 21.
— des Rachens 21.
Sektionsmaterial 36.
Serumausstriche bei Syphilis 13.
Smegmabazillen 29.
Soorpilze 21.
Spermaflecke 32.
Spermatozoen 32.
Spinale Kinderlähmung 25.
Spirochaeta balanitidis 14.
— buccalis 14.
— pallida 13.
— bei Plaut-Vincentscher Angina 21.
— refringens 13.
— der Weilschen Krankheit (Icterus infektiosus) 33.

Sporotrichose 31.
Sproßpilze 31.
Sputumgefäße 1.
Staphylokokken 11, 15, 21, 22, 25, 26, 29, 30.
Starrkrampf 26, 33.
Stauung am Arm 15.
Strahlenpilz (s. a. Aktinomykose) 12.
Streptokokken 11, 15, 21, 22, 25, 26, 30.
Stuhlröhrchen 1.
Stuhluntersuchungen 27.
— auf Bakterien 27, 28.
— auf Protozoen 27, 28.
— auf Würmer 27.
Sycosis parasitaria 31.
Syphilis 31.
— Blutuntersuchung 16.
— Lumbalpunktat 25.
— Serumausstriche 13.
— Spirochaeten 13.

Tänien, Blutbild bei 11.
— im Stuhl 27.
Tetanus 26, 33.
— Bazillen 30.
Tetragenus 15, 26.
Tierblut, Unterscheidung von 21.
Tierkadaver 3.
Tierversuche 32, 33.
Thermopräzipitation bei Milzbrand 18, 34.
Tollwut 32.
Trichinen im Blut 21.
— im Fleisch 34.
Trichinose, Blutbild bei 11.
Trichophytie 31.
Tropfen, dicker 9.
Trypanosomen 10.
Tuberkelbazillen im Auswurf 22.
— im Blut 20.
— im Eiter 26.
— im Fleisch 34.
— im Liquor 25.
— im Milch 34.
— im Stuhl 27.
— im Urin 29.
— im Wasser 33.
Tupferröhrchen 1.
Tuschepräparate bei Rekurrens 10.
— bei Syphilis 13.
Typhus, Agglutination bei 18.
Typhusbazillen, Kultur auf 16.

Sachverzeichnis.

Typhusbazillen im Eiter 26.
— in Milch 34.
— im Stuhl 28.
— im Urin 29.
— im Wasser 33.
Typhusverdacht 16.

Ulcus molle-Geschwüre 13.
Urinuntersuchungen 29.
Urinröhrchen 3.
Urogenitaltuberkulose 29, 33.

Vakzine 12, 27.
Varizellen 31.
Variola 14, 31.
Venenpunktion 15.
Vergiftungen 35.
Versandgefäße 1.
Versendung von lebenden Kulturen 2 u. f.
— von Erregern der Cholera 2.
— von Erregern der Pest 2.
— von Erregern des Rotzes 2.

Versendung von Material von Maul- und Klauenseuche 2.
— von Material von Schweinepest 2.
— von Material zur histologischen Untersuchung 35—37.
— von Sektionsmaterial 2, 36.
— von Operationsmaterial 2.

Wassermannsche Reaktion im Blut 16.
— im Liquor 25.
Wasseruntersuchung 33.
Weil-Felixsche Reaktion 18.
Weilsche Krankheit 33.
Widalsche Reaktion 18.
Wundeiter 12.
Würmer 27.
Wurmeier 27.
Wurstvergiftung 34.
Wurstwaren 34.

Zählung der Blutkörperchen 11.
Zahnspirochäte 14.

Verlag von Julius Springer in Berlin W 9

Grundriß der Hygiene. Für Studierende, Ärzte, Medizinal- und Verwaltungsbeamte und in der sozialen Fürsorge Tätige. Von Professor Dr. med. **Oscar Spitta**, Geh. Reg.-Rat, Privatdozent der Hygiene an der Universität Berlin. Mit 197 zum Teil mehrfarbigen Textabbildungen. 1920. Preis M. 36.—; gebunden M. 42.80*

Repetitorium der Hygiene und Bakteriologie in Frage und Antwort. Von Professor Dr. **W. Schürmann**, Privatdozent an der Universität Halle a. d. S. Dritte, vermehrte und verbesserte Auflage. 1920. Preis M. 12.—*

Das Tuberkuloseproblem. Von Dr. med et phil. **Hermann v. Hayek**, Innsbruck. Mit 46 Textabbildungen. 1920.
Preis M. 26.—; gebunden M. 30.—*

Praktisches Lehrbuch der Tuberkulose. Von Professor Dr. **G. Deycke**, Hauptarzt der inneren Abteilung und Direktor des Allgemeinen Krankenhauses in Lübeck. Mit 2 Textabbildungen. (Fachbücher für Ärzte. Band V.) 1920. Gebunden Preis M. 22.—*

Tuberkulose, ihre verschiedenen Erscheinungsformen und Stadien sowie ihre Bekämpfung. Von Dr. med. **G. Liebermeister**, leitender Arzt der inneren Abteilung des städtischen Krankenhauses Düren. Mit 16 zum Teil farbigen Textabbildungen. 1921. Preis M. 96.—

Fachbücher für Ärzte.

Band I: **Praktische Neurologie für Ärzte.** Von Professor Dr. **M. Lewandowsky** in Berlin. Dritte Auflage. Herausgegeben von Dr. **R. Hirschfeld**, Charlottenburg. Mit 21 Textabbildungen. 1920.
Gebunden Preis M. 22.—*

Band II: **Praktische Unfall- und Invalidenbegutachtung** bei sozialer und privater Versicherung sowie in Haftpflichtfällen. Von Dr. med. **Paul Horn**, Privatdozent für Versicherungsmedizin an der Universität Bonn, Oberarzt am Krankenhause der Barmherzigen Brüder. 1918.
Gebunden Preis M. 9.—*

Band III: **Psychiatrie für Ärzte.** Von Dr. **Hans W. Gruhle**, Privatdozent an der Universität Heidelberg. Mit 23 Textabbildungen. 1918.
Gebunden Preis M. 12.—*

Band IV: **Praktische Ohrenheilkunde für Ärzte.** Von **A. Jansen** und **F. Kobrak**, Berlin. Mit 104 Textabbildungen. 1918.
Gebunden Preis M. 16.—*

Band V: **Praktisches Lehrbuch der Tuberkulose.** Von **G. Deycke** siehe oben.

Band VI: **Infektionskrankheiten.** Von Professor **Georg Jürgens**, Berlin. Mit 112 Kurven. 1920. Gebunden Preis M. 26.—*

Band VII: **Orthopädie des praktischen Arztes.** Von Professor Dr. **August Blencke**, Facharzt für orthopädische Chirurgie in Magdeburg. Mit 101 Textabbildungen. 1921. Gebunden Preis M. 36.—

* Hierzu Teuerungszuschläge

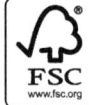

MIX
Papier aus verantwortungsvollen Quellen
Paper from responsible sources
FSC® C105338

If you have any concerns about our products,
you can contact us on
ProductSafety@springernature.com

In case Publisher is established outside the EU,
the EU authorized representative is:
**Springer Nature Customer Service Center GmbH
Europaplatz 3, 69115 Heidelberg, Germany**

Printed by Libri Plureos GmbH
in Hamburg, Germany